Allan Sachs

Gesund sein mit Grapefruitkernextrakt

Allan Sachs

Gesund sein mit
GRAPEFRUIT-
KERNEXTRAKT

Der maßgebliche Ratgeber für die alternative Behandlung
von Erkältungen, Infektionen, Candida, Allergien
und vielen anderen Beschwerden

Aus dem Amerikanischen von
Alwine H. Schuler

SYNTHESIS

Titel der amerikanischen Originalausgabe:
The Authoritative Guide to Grapefruit Seed Extract
© Copyright 1997
   LifeRhythm 1997, PO Box 806, Mendocino CA 95460, USA
   info@LifeRhythm.com, www. LifeRhythm.com
© Copyright 1997/2024 der deutschen Ausgabe:
SYNTHESIS Verlag, Postfach 14 32 06, D-45262 Essen
Alle Rechte der deutschen Ausgabe vorbehalten.

Covergestaltung: Dragon Design, GB
Satz und Gestaltung: Dragon Design, GB
Gesetzt aus der Rotis Serif
Lektorat: Christian Andreas Hofer

Printed in Germany

ISBN 978-3-922026-87-7

Inhalt

Hinweis des Autors

Das vorliegende Buch möchte über ein Produkt informieren, das unter der Bezeichnung Grapefruitkernextrakt (GKE) bekannt ist. Dieser Name ist insofern mißverständlich, als der Extrakt sowohl aus den Kernen, dem Fruchtfleisch und den Membranhäuten der Grapefruit hergestellt wird.

Das Buch beschreibt die therapeutischen und kommerziellen Einsatzmöglichkeiten von GKE und bezieht sich dabei auf die Erkenntnisse aus Forschung und Anwendung. Diese Informationen können jedoch nicht die ärztliche Diagnose und Therapie ersetzen.

Ausdrückliches Anliegen dieses Buchs ist es, das Interesse an den Einsatzmöglichkeiten von GKE im Gesundheitswesen und in der Industrie zu wecken und weitere Forschungen anzuregen.

Einführung

Seit Menschengedenken hält die Erde eine Fülle von Naturheilmitteln zur Linderung und Heilung von Beschwerden und Krankheiten für uns bereit. Diese Naturapotheke umfaßt Tausende von Substanzen pflanzlicher, tierischer und mineralischer Herkunft, die es für die Menschen bis heute zu entdecken und zu nutzen gilt.

Die Arzneimittelkunde hat sich ab dem 20. Jahrhundert jedoch grundlegend verändert. Pharmazeutische Produkte prägten eine neue Medizin und verdrängten in vielen Teilen der Welt das alte, über Jahrtausende gesammelte medizinische Volkswissen. Für Wissenschaftler (Frauen waren von dieser neuen Disziplin fast gänzlich ausgeschlossen) war es eine Herausforderung, die Gaben der Natur auf künstlichem Wege nachzuahmen und mit synthetischen Substanzen der chemischen Industrie, wie Öl- und Steinkohlenteerderivate, weiterzuentwickeln. Die Überlegungen schienen erfolgversprechend, da die Medikamente in vielen Fällen fast unmittelbar wirkten und Linderung brachten. In nur drei Jahrzehnten wurde dieser medizinische Ansatz so dominant, daß er sogar die Bezeichnung „traditionelle Medizin" annahm. Dabei war er nichts anderes als die experimentelle, unbewiesene Alternative. Paradoxerweise wird noch heute der Ausdruck „alternativ" für viele traditionelle Heilweisen wie z.B. die chinesische oder ayurvedische Medizin verwendet, obwohl doch gerade sie auf eine alte, erprobte Tradition zurückblicken.

Die ersten, modernen Pharmaka resultierten häufig aus der Nachahmung organischer Substanzen, aber es entstanden auch völlig neue Arzneimittel, für die es in der Natur keine Gegenstücke gab. Während sich diese Medizinrichtung zunehmend von ihren Wurzeln entfernte, zeigte sich, daß die „Wunderdrogen" äußerst ernstzunehmende Folgen aufwiesen. Die Nebeneffekte konnten dramatischere Auswirkungen haben als die Krankheit selbst. Bis heute ist einer der häufigsten Gründe zur Krankenhauseinweisung die Unverträglichkeit von Arzneimitteln – ein für Wissenschaftler aller Disziplinen beunruhigender Umstand.

Als ich 1969 als Forschungsassistent im New Yorker Downstate Medical Center auf dem Gebiet der Gesundheitsvorsorge antrat, hatte die Medizinwelt fast den Sieg über die Infektionskrankheiten verkündet. Die Studierenden lernten, daß die modernen Erkenntnisse über Mikroben und das sich ständig erweiternde Spektrum von High-Tech-Antibiotika alle Krankheitserreger in absehbarer Zeit ausrotten würden. Obwohl einige Infektionskrankheiten überwunden sind, gibt es heute Erreger und durch sie ausgelöste Krankheiten, die vor 25 Jahren nicht existierten oder noch nicht erkannt waren.

Als ich 1977 als Kliniker mit Patientinnen und Patienten zu arbeiten begann, wurde dem chronischen Müdigkeitssyndrom (CMS), dem Zytomegalie-Virus, dem HI-Virus, dem Epstein-Barr-Virus, der Lyme-Krankheit sowie Genitalherpes und Genitalwarzen keine besondere Beachtung geschenkt. Dr. Orion Truss hat sehr eingehend beschrieben, wie schwer viele seiner Patienten unter dem Hefepilz *Candida albicans* zu leiden hatten, wurde aber kaum ernst genommen. Der Anstieg des internationalen Reiseverkehrs und der Zustrom von Immigranten und Flüchtlingen führten in den letzten zwanzig Jahren zu einem rasanten Anstieg parasitärer Erkrankungen. 1977 beschäftigte sich in Amerika kaum jemand mit *Giardia lamblia, Entamoeba histolytica, Blastocystis hominis* und *Cryptosporidium*. Heute ist vermutlich die Hälfte unserer nationalen Wasservorräte einer unzulässigen Belastung mit Bakterien und Protozoen ausgesetzt. Dieser Liste können wir „fleischfressende" Bakterien (eine Mutation des *Staphylococcus aureus*), vermehrte

Nahrungsmittelvergiftungen und die Rückkehr von bereits überwundenen Infektionskrankheiten wie Tuberkulose hinzufügen.

Diese Krankheiten wurden mit einer Fülle pharmazeutischer Antibiotika bekämpft. Als ein ganzheitlich ausgebildeter Arzt betrachte ich die extreme Abhängigkeit des Medizinbetriebs von solchen pharmazeutischen Lösungen mit Skepsis. Es hat sich gezeigt, daß der wahllose Einsatz von Antibiotika eine entscheidende Rolle bei der Entstehung einiger der genannten Krankheiten spielt.

Auf meiner Suche nach ungiftigen, pflanzlichen Substanzen, die im geeigneten Fall die schädlicheren Antibiotika ersetzen können, begegnete mir 1991 der Grapefruitkernextrakt (GKE), ein Konzentrat aus Kernen, Häuten und Fruchtfleisch. Es war als äußerst wirksames Reinigungs- und Konservierungsmittel bekannt sowie als Antiseptikum und exzellenter Wachstumshemmer von Pilzen, Viren und Bakterien. Meine eigenen Forschungen und Erfahrungen konnten dies nur bestätigen. Ich habe damit viele Krankheiten und Beschwerden in meiner Praxis behandelt. Mehr als jedes andere Präparat veränderte dieses Heilmittel meinen medizinischen Ansatz. Und nicht nur ich, sondern weltweit empfehlen immer mehr Ärztinnen und Ärzte GKE und erzielen damit ausgezeichnete Heilerfolge.

Trotz der großen Bedeutung des GKEs für einen ganzheitlichen Behandlungsansatz mikrobiell verursachter Krankheiten und Beschwerden stammt unser Wissen meist aus isolierten wissenschaftlichen Studien. Deshalb möchte ich mit diesem Buch meine Erfahrungen und Forschungen weitergeben, die sowohl für den ganzheitlichen Mediziner als auch für die Anwender von Interesse sind. Es bietet praktische Empfehlungen für die Anwendung von GKE bei Gesundheitsproblemen diverser Art, aber auch in Haushalt und anderen Bereichen. Ich hoffe, damit die weitere Erforschung dieses vielseitigen Mittels anzuregen und den Paradigmenwechsel zu unterstützen, den viele von uns herbeisehnen. Hier können Natur und Wissenschaft sinnvoll zusammenwirken und zu einer gesünderen Welt beitragen.

1. Kapitel

Wissenswertes über Fruchtkerne

Wenn Sie einen frischen Apfel in fruchtbarer Erde vergraben, können Sie das Wunder des natürlichen Verfalls beobachten. In Sekundenschnelle besetzen Millionen mikroskopisch kleiner Pilze, Bakterien und Protozoen (einzellige Tierchen) die Oberfläche. Die rein zufällig oder durch Chemotaxis (eine durch chemische Reize ausgelöste Orientierungsbewegung von Tieren und Pflanzen) angezogenen Mikroorganismen setzen ihre gesamten chemischen Kräfte ein, um die Apfelschale zu durchdringen. Mit Hilfe der Erdwärme und der vorhandenen Nährstoffe vermehren sie sich in wenigen Stunden zu Milliarden und finden im Apfel selbst eine zusätzliche Nahrungsquelle. Ist die Schale erst geknackt, verschwindet das Fruchtfleisch schnell, und der Apfel wird nach wenigen Tagen kaum mehr zu erkennen sein. Die winzigen Eindringlinge nähern sich nun dem Besten – den kleinen, dunklen Kernen.

Diese mit der gesamten, zur Reproduktion notwendigen Information ausgestatteten Kerne leisten jedoch erbittert Widerstand. Sie haben nicht nur eine harte Schale, sondern einen zusätzlichen Schutz in Form äußerst wirksamer Chemikalien wie Zyanid und Strychnin. Doch die Mikroben lassen sich nicht schrecken, auch wenn die Attacke Millionen von ihnen zur Strecke bringt. Schließlich wird der Widerstand der Kerne schwächer, und die Mikroben beginnen ihr größtes Festmahl. Nur einige der härtesten Kerne überleben, und mit ihnen beginnt der Wachstumszyklus von neuem.

Vergraben Sie statt dessen eine Grapefruit oder sonstige Zitrusfrucht, werden Sie ein völlig anderes Geschehen erleben. Jetzt stoßen die Mikroorganismen von Anfang an auf eine fast unüberwindliche Barriere. Nicht nur, daß die Grapefruitschale dick ist, sie enthält auch äußerst starke chemische Abwehrstoffe wie Limonen, Linalool und Citral. Es wird eine Frage der Zeit sein, bis die Mikroben an ihr Ziel gelangen.

Nach vielen Wochen beginnt die mittlerweile trockene Schale zu reißen, und die Mikroben dringen ein. Sofort werden sie von einer Fülle ätzender Säuren und Biochemikalien in Fruchtfleisch und -haut in Empfang genommen. Dauerte der Kampf mit dem Apfel einige Wochen, so währt er bei der Grapefruit Monate, und die Anzahl der dabei auf der Strecke gebliebenen Mikroorganismen ist enorm. Die stärksten dringen zu den ziemlich weichen und empfindlichen Kernen vor und scheinen am Ziel. Doch der Anschein trügt. Die Natur schützt das genetisch wertvolle Material in besonderer Weise. Die im Kern reichlich vorhandenen Polyphenolverbindungen (siehe 2. Kapitel) bilden eine aktive Schutzgarde: Bakterien, Pilze und Protozoen sterben bei ihrem letzten Bissen. Gärtnerinnen und Gärtner wissen um die hervorragenden Fähigkeiten von Zitrusfrüchten, dem Verfallsprozeß lange zu widerstehen. Sie sind für die gewöhnliche Kompostierung nicht geeignet, denn ihre Zersetzung dauert annähernd zwei Jahre.

Interessant für Gesundheitsexperten ist, daß – im Gegensatz zu den organischen, keimhemmenden und meist für Mensch und Tier recht giftigen chemischen Substanzen fast aller Kerne – die Polyphenolverbindungen der Grapefruitkerne und -häute in eine Verbindung gebracht werden können, die ihre antimikrobiellen Eigenschaften bewahrt und gleichzeitig für Menschen ungefährlich ist. Im folgenden wollen wir uns diesen Sachverhalt näher ansehen.

2. Kapitel

Der Grapefruitkernextrakt

Der aus den Kernen, weißen Häuten und dem Fruchtfleisch der Grapefruit gewonnene Extrakt[1] besitzt ein breites, für Menschen unschädliches Spektrum antimikrobieller Substanzen. Hunderte von Labortests zeigten, daß die Grapefruit eine Reihe potentieller Schädlinge wie Bakterien, Viren, Pilze und einzellige Parasiten an der Vermehrung zu hindern oder abzutöten vermag (in der Tabelle 2 am Ende dieses Kapitels sind die getesteten Mikroben aufgelistet). Diese Tests sind im Reagenzglas oder in der Petrischale *(in vitro)* durchgeführt worden. Obwohl die kostspieligeren Tests am lebenden Organismus *(in vivo)* auf Untersuchungen zur Giftigkeit beschränkt blieben, zeigen weltweit Berichte von Gesundheitsexperten, daß GKE wichtige klinische Anwendungen erfährt. Zu seinen antimikrobiellen Breitbandeigenschaften kommt noch der Vorteil, daß er bereits in sehr geringer Konzentration wirksam wird. Studien, in denen der Extrakt mit Chlorbleiche, Isopropylalkohol und kolloidalem Silber verglichen wird (siehe 8. Kapitel), bestätigen seine Überlegenheit in antimikrobieller Hinsicht.

---

[1] GKE ist auf keinen Fall mit Produkten zu verwechseln, die Füllstoffe aus Fruchtfleischfasern der Grapefruit oder aus diversen Zitrusextrakten enthalten, z.B. Reinigungsmittel, Deodorants etc.

Woraus besteht GKE?

Der Extrakt, eine extrem saure, aus Polyphenolverbindungen bestehende Flüssigkeit, wird in einem Walzverfahren aus großen Mengen Grapefruitkernen, -häuten und -fleisch gewonnen. Die einzelnen Phenole sind relativ instabil, werden aber in stabilere Substanzen umgewandelt, die den *quaternären Ammoniumprodukten* angehören.

Einige quaternäre Verbindungen, wie Benzethoniumchlorid und Benzalkoniumchlorid, sind als antimikrobielle Substanzen für Tiere giftig. Auch das Vitamin-B-Cholin ist (wie Vitamin B_1) eine quaternäre Verbindung, jedoch ungiftig und von entscheidender Bedeutung für die Aufrechterhaltung gesunder neurologischer Funktionen und des Fettstoffwechsels. Die chemische Struktur der quaternären Ammoniumverbindungen in GKE ist noch nicht ganz erforscht, aber es scheint, als seien diese neu entstandenen quaternären Verbindungen hochwirksam antimikrobiell und bei entsprechender Anwendung ungiftig.

Der GKE, ein flüssiges und natürliches Produkt, ist extrem bitter, weshalb 40 bis 50 % reines Pflanzenöl zur Geschmacksmilderung beigefügt werden. Nach Auffassung der chinesischen und ayurvedischen Medizin sind diese Bitterstoffe für die therapeutische Wirksamkeit verantwortlich.

In Tabelle 1 werden die Bestandteile und Eigenschaften des GKEs aufgelistet. Je nach Hersteller weisen die Zahlen und Prozentsätze leichte Abweichungen auf.

Tabelle 1[2]

Grapefruitauszug	60 %
Glyzerin	40 %
Chemische Beschreibung	Diphenolhydrobenzol-Komplex
Art der Flüssigkeit	dickflüssig
Farbe (Gardner)	2, Zitronengelb
Geruch	Mild zitrusartig
Spezifisches Gewicht (ab 25 °C)	1,110
Dichte (kg/10 l)	9,68
pH-Wert[3] (25 °)	2-3
Flammpunkt[4]	150 °C
Molekulargewicht	565
Viskosität[5] (Centistoke)	144,91
Lösbarkeit	In Wasser, Alkohol und organischen Lösungsmitteln

Diese äußerst säurehaltige 60:40-Mischung nennt sich standardisierter Grapefruitextrakt und sollte nur unter Aufsicht qualifizierter Ärzte und Heilpraktiker angewendet werden. Manche Hersteller verdünnen aus Sicherheitsgründen die standardisierte Mischung mit der gleichen Menge pflanzlichem Glyzerin. Bei den Behandlungsvorschlägen im 7. Kapitel wird von einer solchen Mischung ausgegangen.

[2] Zur Verfügung gestellt von Biochem Research, Lakeport, Kalifornien, USA.

[3] pH-Wert: Der pH-Wert zeigt die saure, neutrale oder basische Reaktion einer Lösung an. Die Meßwertskala reicht von 0 bis 14, wobei 7 den neutralen Wert darstellt. Werte unter 7 sind sauer, Werte über 7 sind basisch. Der pH-Wert von 2-3 bei GKE entspricht der im menschlichen Magen vorhandenen Salzsäurekonzentration.

[4] Flammpunkt: Temperatur, bei der sich aus einer brennbaren Flüssigkeit Dämpfe entwickeln, die mit der darüber stehenden Luft ein entflammbares Gemisch ergeben.

[5] Viskositätsindex: Gradeinteilung auf dem Viskosimeter zur Bestimmung des Fließwiderstands einer Flüssigkeit. Je höher der Wert, desto zähflüssiger die Flüssigkeit. Die hier genannte Viskosität entspricht fast der von reinem Glyzerin.

GKE gibt es auch pulverisiert in Kapselform. Die Kapseln schmecken fast nicht bitter und sind aufgrund geringerer Säurehaltigkeit für manche Anwendungen besser geeignet. Das Pulver ist eine feine weiße, fast geschmack- und geruchlose Substanz. Es enthält ungefähr:

Gesamter Zitrusauszug	50 %
Pflanzliches Glyzerin	20 %
Siliziumdioxid	30 %

Wie wirkt GKE?

Meist ist die genaue Wirkungsweise einer therapeutisch verwendeten Substanz erst im nachhinein zu verstehen. Das am häufigsten zitierte Beispiel dafür ist Aspirin. Seit seiner Entwicklung im Jahr 1899 haben Milliarden Menschen die Wirkungen des Medikaments feststellen können, und die wissenschaftlichen Studien über Aspirin würden viele Bände füllen. Doch klärt sich erst jetzt allmählich die genaue Art seiner fiebersenkenden und entzündungs- und schmerzhemmenden Wirkungsweise. So verwundert es auch bei GKE nicht, daß wir zwar die heilsamen Wirkungen beschreiben können, nicht aber, wie sie zustande kommen.

Eine Meldung aus Seoul, Korea, erregte kürzlich weltweites Interesse. Dr. Sung-Hwan von der Firma Abcom Chemie Co., Ltd., stellte fest:

„Aufgrund aller elektronischen Mikrofotografien nehmen wir an, daß der von Mikroben aufgenommene GKE die enzymatische Aktivität ihrer Zellmembranen (die Hülle einer lebenden Zelle) hemmt ... Der Abbau zytoplasmatischer Membranen ist zu sehen."

Diese Erkenntnis scheint die Arbeit von Dr. Roger Wyatt, außerordentlicher Professor an der Universität Georgia, der GKE als organisches Desinfektionsmittel intensiv erforscht hat, zu bestätigen. Besonders interessant bei der Beobachtung der Desaktivierung der zytoplasmatischen Membranen war für ihn die Ungiftigkeit des Extrakts:

"Das Fehlen deutlich giftiger Eigenschaften des GKEs ist auch ein-
drucksvoll, wenn man die Wirksamkeitsdaten betrachtet ... bereits
extrem geringe Konzentrationen des Produkts führen zu günstigen
Ergebnissen."

Natürlich stellt sich als nächstes die Frage nach dem Mechanismus, mit
dem GKE die Zellmembranen so unterschiedlicher Mikroben beeinflußt,
ohne für den Wirtsorganismus giftig zu sein. Obendrein haben Viren
keine eigenen Zellmembranen, so daß die antiviralen Eigenschaften von
GKE ein Geheimnis bleiben. Auch wenn die Auswirkungen des Extrakts
für Mikrobiologen von großem Interesse sind, gibt es kaum Geld für die
Erforschung nicht patentierbarer pflanzlicher Medikamente. Die Auf-
deckung der komplizierten Wirkungsweise des GKEs wird viele Erkenntnisse über die Grundbiologie der Mikroorganismen bringen. Hoffen wir,
daß die Suche nach Erklärungen die Forschung vorantreiben wird.

Die Entdeckung des GKEs

Wie so viele wichtige Entdeckungen, begann die Geschichte dieses
Extrakts mit einer einfachen Frage. Eines Morgens aß ein Mann
namens Jacob Harich in Frankreich eine Grapefruit zum Frühstück. Es
war kurz nach dem Zweiten Weltkrieg, und frische Früchte waren im
Nachkriegseuropa eine Rarität, so daß er sie um so mehr genoß – bis er
in einen Kern biß. Der extrem bittere Geschmack störte sein Vergnügen
und veranlaßte ihn zu der Frage: „Was macht den Grapefruitkern so
bitter?" Für viele wäre das eine eher rhetorische Frage gewesen, aber
für Jacob Harich als angehender Wissenschaftler war sie eine Herausforderung. Nach etlichen Jahrzehnten tragen seine Forschungen nun
in überraschender Weise Früchte.

Der 1919 im ehemaligen Jugoslawien geborene Harich studierte in
Deutschland Nuklearphysik, was durch den Zweiten Weltkrieg unter-
brochen wurde. Durch seine Kriegserlebnisse als Jagdflieger geprägt,
widmete er den Rest seines Lebens der Verbesserung menschlicher
Lebensbedingungen. Deshalb absolvierte er ein Medizinstudium mit

den Fachbereichen Gynäkologie und Immunologie, emigrierte 1957 in die Vereinigten Staaten von Amerika und vervollständigte seine Ausbildung an der Universität von Long Island (New York). Erst 1963, nachdem er in das Grapefruitland Florida gezogen war, fand er die nötige Unterstützung für seine speziellen Forschungen.

Dr. Steven Otwell und Dr. Wayne Marshall von der Universität Gainesville in Florida sind führende Experten für die Wirkungsweise von Mikroorganismen auf Nahrungsmittel. Nach anfänglicher Skepsis gegenüber Dr. Harichs Grapefruitkonzentrat waren beide bald von den bemerkenswerten antimikrobiellen Fähigkeiten überzeugt. Der Grapefruitkernextrakt schützte Früchte, Gemüse, Geflügel und Fisch vor Bakterien, Pilzen und Parasiten. Der Ruf dieser beiden Wissenschaftler und das Renommee des wissenschaftlichen Nahrungsmittellabors von Gainesville veranlaßten weitere namhafte Institutionen, den Argumenten Dr. Harichs Aufmerksamkeit zu schenken.

Die Arbeit Dr. Harichs erfuhr 1990 großen Aufschwung, als in den USA ganzheitlich arbeitende Gesundheitsexperten die Auswirkungen der antimikrobiellen Fähigkeiten des GKEs zu begreifen begannen. 1995 war er Ehrengast des Pasteur-Instituts in Paris, Europas führendem Aids-Forschungszentrum. Das Institut hatte etliche Jahre Prophylaxemöglichkeiten mit GKE im Zusammenhang mit dem HI-Virus, aber auch mit einigen der bei Aids auftretenden Sekundärinfektionen erforscht. Dr. Harich wurde auch von europäischen Landwirten gewürdigt, die heute GKE in Pulverform zur Bekämpfung der potentiell tödlichen Bakterien Salmonella und Escherichia coli bei Fisch und Geflügel einsetzen.

Dr. Harich tauschte sich international mit Forschern aus. 1995 hatte ich die Gelegenheit, ihn in seiner Heimatstadt Castlebury, Florida, kennenzulernen. Trotz seines Alters war die Begeisterung des Forschers und Entdeckers ungebrochen, und in seinem Terminkalender fanden sich viele neue Forschungsvorhaben, auch über GKE. Als ich im Mai 1996 von seinem Tod erfuhr, war ich sehr bestürzt. Sicherlich war ihm die Anerkennung seiner Pionierarbeit an dem revolutionären Ansatz zur Eindämmung gefährlicher Keime, der er sein halbes Leben gewidmet hatte, eine große Befriedigung.

Die Fähigkeit einer Substanz, das Wachstum eines speziellen Keimstamms zu verhindern, kann anhand ihrer minimalen Hemmkonzentration (MHK) – der gebräuchlichsten Laboreinheit zur Messung antimikrobieller Wirksamkeit – geschätzt und quantifiziert werden. MHK ist die geringste Konzentration eines Wirkstoffs, die die Keimvermehrung unter Laborbedingungen noch verhindert, und wird meist in Teilen auf eine Million (ppm) angegeben. So zeigt eine niedrige Zahl wie 3 ppm an, daß die antimikrobielle Substanz sehr stark hemmend auf die Keimvermehrung der Testmikrobe wirkt, während eine hohe Zahl, z.B. 2000 ppm, anzeigt, daß ein Teil antimikrobieller Substanz auf 500 Teile Lösungsmittel kommt, also eine bereits viel schwächere Wirkung darstellt. Bei 20000 ppm ist es ein Teil auf 50 Teile Lösungsmittel und bietet eine noch abgeschwächtere Wirksamkeit, die aber unter bestimmten Umständen durchaus nützlich sein kann.

MHK ist kein Indikator für die Fähigkeit der antimikrobiellen Substanz, eine Mikrobe zu töten; der Wert liegt vermutlich etwas höher. Jedoch ist in vielen klinischen Anwendungen die Wachstumshemmung einer Mikrobe gleichbedeutend mit ihrer Tötung.

Tabelle 2 zeigt eine Auflistung der Mikroorganismen, die signifikante Ergebnisse brachten. Die Untersuchungen wurden mit standardisiertem GKE durchgeführt. Die Ergebnisse sind nicht unbedingt auf klinische Verhältnisse übertragbar. Bei den angegebenen Werten sind Toleranzen für GKE-Zusammensetzungen und andere Testvariablen zu beachten.

Tabelle 2[2]

	Herkunft	Stamm	MHK
GRAMNEGATIVE BAKTERIEN			
Brucella abortus	NCTC	8226	2
Escherichia coli	NCTC	86	2
Haemophilus influenzae	A		660
Klebsiella pneumoniae	ATTC	4352	6
Legionella pneumophila	Isolieren		200
Neisseria catarrhalis	NCTC	3622	660
Pasteurella septica	NCTC	948	2
Proteus vulgaris	NCTC	8313	2
Pseudomonas aeruginosa	NCTC	1999	2000
Salmonella enteritidis	A		6
Salmonella typhi	NCTC	8384	6
Shigella dysenteriae	NCTC	2249	2
Vibrio cholerae	A		200
GRAMPOSITIVE BAKTERIEN			
Clostridium botulinum	NCTC	3805	60
Clostridium tetani	NCTC	9571	60
Corynebacterium diphtheriae	ATCC	6917	60
Diplococcus pneumoniae	NCTC	7465	60
Listeria monocytogenes	ATCC	15313	20
Mycobacterium tuberculosis	A		2000
Staphylococcus aureus	NCTC	4163	2
Streptococcus pyogenes	NCTC	8322	60
Streptococcus viridans			20
HEFEN UND PILZE			
Candida albicans	ATTC	10259	60
Monilia albicans			10
Trichophyton mentagrophytes	ATCC	9533	20
Trichophyton rubrum	A		200

GKE wurde ebenfalls an folgenden Mikroorganismen getestet und erwies sich (unter Laborbedingungen) bei relativ geringen Konzentrationen als wirksam; MHK ist jedoch noch nicht bestimmt.

Campylobacter jejuni
Chlamydia trachomatis
Entamoeba histolytica
Giardia lamblia
Herpes-simplex-Virus Typ 1
Heliobacter pylori
Influenzavirus Typ A2

3. Kapitel

Vorteile des Grapefruitkernextrakts

Im Juli 1990 – ein Jahr vor meiner Bekanntschaft mit GKE – entwickelte ich Eignungskriterien für antimikrobielle Mittel. Ich handelte im Auftrag eines Herstellers von Nahrungsergänzungsmitteln, der mich aufgrund meiner Erfahrungen in Forschung und klinischer Praxis dafür ausgewählt hatte. Um das Maß an Objektivität zu erhöhen, führte ich im Kollegenbereich eine Befragung durch und erhielt schließlich die zehn wichtigsten Eigenschaften eines antimikrobiellen Mittels. Nach diesen Kriterien ist GKE ein herausragendes antimikrobielles Mittel, was seit 1991 durch meine eigenen und auch die Erfahrungen vieler anderer Ärzte und Patienten, mit denen ich gesprochen habe, bestätigt wird.

Zehn Kriterien zur Beurteilung eines antimikrobiellen Mittels unter besonderer Berücksichtigung von GKE

1. Breites Wirkungsspektrum

Da nie ganz sicher ist, welcher Erreger oder welche Gruppe von Erregern das Ziel unserer Bemühungen ist, muß ein breites Spektrum anvisiert werden. Die außergewöhnliche Fähigkeit des GKEs im Einsatz gegen schädliche Bakterien, Viren, Pilze und Protozoen wird teilweise aus Tabelle 2 im 2. Kapitel ersichtlich. Dort sind einige Mikroben aufgeführt, die auf GKE reagieren.

2. Größte Wirksamkeit

Laboruntersuchungen haben immer wieder gezeigt, daß GKE sogar in hohen Verdünnungen bei gefährlichen Erregern wirksam wird, d. h., es sind nur zweihundert oder zweitausend Teile auf eine Million erforderlich (siehe Tabelle 2, 2. Kapitel).

3. Ungiftigkeit

Studien haben ergeben, daß GKE auch in weit über die empfohlene Menge hinausgehenden Dosierungen unschädlich ist. Eine toxikologische Studie des Northview Pacific Laboratory (Juli 1995) ergab, daß der Extrakt auch „bei mehr als 5000 mg pro kg Körpergewicht" unschädlich ist. Dementsprechend wäre eine Person mit 60 kg Körpergewicht bei einer Dosis von 300000 mg pro Tag völlig ungefährdet – eine extrem hohe Dosierung im Vergleich zu den knapp 1000 mg pro Tag, die sonst üblich sind.

4. Minimale Gefährdung nützlicher Bakterien

Während hohe Dosen von GKE die für uns nützliche Bakterienflora – z.B. den im Verdauungs- und Urogenitaltrakt befindlichen Lactobacillus und das Bifidobacterium – beeinträchtigen können, hat der Extrakt in der üblichen Dosierung offensichtlich nicht diesen Nebeneffekt. Ganz im Gegenteil unterstützt er vielmehr durch seinen Angriff auf die bedrohlichen Mikroben das Wachstum der nützlichen Bakterien. Zudem stärkt der Extrakt das Immunsystem.

5. Sorgfältige Forschung

Mehr als 80 wissenschaftliche Labors haben Hunderte von Studien über die Wirksamkeit und Unbedenklichkeit von GKE durchgeführt (siehe Liste der Labors am Ende des Kapitels). Diese Studien bestätigen gleichermaßen das breite Anwendungsspektrum des Extrakts, wenn dieser in korrekten Dosierungen eingenommen wird.Wir benötigen jedoch weitere Untersuchungen, die den klinischen Nutzen und die Unbedenklichkeit von GKE erforschen.

6. Natürliche Herkunft

Der Extrakt stammt aus der natürlichen Pflanzenwelt, was die meisten ganzheitlichen Gesundheitsexperten als wesentlichen Vorteil gegenüber synthetischen Antibiotika werten, die Produkte aus Erdöl und Steinkohlenteer darstellen.

7. Hypoallergen

Viele Jahre lang war der *anaphylaktische Schock* (eine schwere Überempfindlichkeitsreaktion mit Zusammenbruch des Kreislaufs) die Haupttodesursache bei verschreibungspflichtigen Medikamenten wie Penicillin und penicillinähnlichen Antibiotika. Weniger stark ausgeprägte allergische Reaktionen auf rezeptpflichtige Antibiotika sind so weit verbreitet, daß viele Patienten dadurch empfindlich gestört sind oder zu einem anderen Antibiotikum überwechseln müssen. GKE dagegen, selbst wenn regelmäßig eingenommen, führt fast nie zu allergischen Reaktionen. Bei bereits angegriffener Magen- oder Darmschleimhaut kann es allerdings zu Irritationen kommen.

8. Biologische Abbaubarkeit

So wie wir die natürliche Ordnung unserer Innenwelt respektieren müssen, tragen wir auch Verantwortung für das uns umgebende Ökosystem. Das betrifft insbesondere die kommerzielle Verwendung von Antibiotika. Da Unternehmen neue und keinesfalls immer umweltfreundliche Möglichkeiten für die Anwendung von GKE finden werden, ist darauf zu achten, daß sich keine Störungen des empfindlichen, natürlichen Gleichgewichts ergeben.

Insofern beruhigt es, daß die Bio Research Laboratories in Redmond, Washington, am 31. August 1994 die biologische Abbaubarkeit von GKE bestätigten. Diese angesehene Institution testete den Extrakt unter Anwendung von „Standardtestmethoden zur Bestimmung der anaeroben, biologischen Abbaubarkeit organischer Materialien" und kam zu dem Schluß, daß aufgrund seiner organischen Struktur „GKE keine Umweltbelastung darstellt".

9. Verträglichkeit mit anderen Naturheilmitteln

Seit 5000 Jahren zeigt die traditionelle chinesische Pflanzenheilkunde, daß Kräuterkombinationen oft wirksamer sind als Heilmittel aus Einzelkräutern. Die synergistischen Wirkungen des GKEs in den mehr als 75 Kräuterkombinationen, die derzeit erhältlich sind, bestätigen dies. Außerdem ist der Extrakt durch seine antimikrobielle Wirkung ein exzellentes Konservierungsmittel, d. h., die damit gemischten Kräuter behalten ihre Wirkkraft.

10. Erschwinglichkeit

Eine typische GKE-Behandlung kostet nur einen Bruchteil rezeptpflichtiger Antibiotika. Der günstige Preis ist möglich, weil es sich um die Verwertung eines natürlichen, relativ preiswerten Abfallprodukts (Kerne und Fruchtfleischreste der Grapefruit) handelt.

Laboratorien*

ABC Research, Gainesville, Florida, USA
Abcom Chemie Co., Seoul, Korea
Alpha Chemical and Biomedical Laboratories, Petaluma, Kalifornien, USA
AquaLandis Inc., Kanada
Analytical Chemical Services Inc., Columbia, Maryland, USA
Association of Consulting Chemists and Chemical Engineers
Bioassay Systems Corp., Woburn, Massachusetts, USA
Bio-Research Laboratories, Redmond, Washington, USA
Brigham Young University, Provo, Utah, USA
British Columbia Research Corp., Vancouver, B.C., Kanada
Coopemontecillos Division Pesca, San Jose, Costa Rica
Daiwa Kasei Chemical, Tokio, Japan
Department of Health and Human Services, FDA, Washington, D.C., USA
Department of Food Technology, Gycongsang National University, Chinju, Korea
East Chilliwack Agricultural Co-op, Chilliwack, B.C., Kanada

* Auswahl von Laboratorien, die seit 1974 GKE testen.

Great Smokies Labs., Asheville, North Carolina, USA
Florida Department of Agriculture, Tallahassee, Florida, USA
Hazelton Labs., Madison, Wisconsin, USA
Hilltop Research Inc., Miamiville, Ohio, USA
Imutech Inc., Huntington Valley, Pennsylvania, USA
Indonesian Government at the National Center for Fisheries, Jakarta,
   Indonesien
Pasteur-Institut, Paris, Frankreich
Lancaster Laboratories, Lancaster, Pennsylvania, USA
Northview Pacific Labs., Berkeley, Kalifornien, USA
Silicon Valley Chemlab Inc., Santa Clara, Kalifornien, USA
Thornton Laboratories Inc., Tampa, Florida, USA
U.S. Dept. of Agriculture, Hyattsville, Florida, USA
United States Testing Co., Hoboken, New Jersey, USA
Universidad Autonoma de Nuevo Leon, San Nicolas de los Garza, Mexiko
Universidad National Mayor de San Marcos, Lima, Peru
University of California, Davis, Kalifornien, USA
University of Florida, Food Services Dept., Gainesville, Florida, USA
University of Nebraska, USA
University of Southern Florida, Dept. of Biology, Tampa, Florida, USA
Valley Microbiology Services, Palo Alto, Kalifornien, USA
Weston-Gulf Coast Laboratories, University Park, Illinois, USA

Zeitschriften
Journal of Food Sciences
Journal of the Korean Agricultural Chemical Society
Journal of Orthomolecular Medicine

4. Kapitel

Durch pharmazeutische Anti-
biotika verursachte Probleme

Seit der Entdeckung des Penicillins im Jahr 1929 brachte die Pharma-
industrie Dutzende von Antibiotika auf den Markt. Etliche davon waren
jahrelang im Handel. Mittlerweile werden aber viele nicht mehr verschrieben, zum einen weil sie mehr Probleme schaffen als lösen, zum
anderen weil die anvisierten Mikroorganismen bereits resistent sind.

Die Gutachten unabhängiger Forscher haben verdeutlicht, daß fast alle
geprüften, verschreibungspflichtigen Antibiotika folgenschwere Nebenwirkungen aufweisen. Ohne Zweifel haben diese Antibiotika viele
Leben gerettet (und unter vielen Umständen sind sie durchaus notwendig), aber die zu häufige Anwendung solcher Mittel bleibt fraglich.

Nach US-Regierungsstatistiken hat im Durchschnitt ein dreijähriges
Kind (meist wegen Ohrinfektionen) etwa zehn Antibiotikabehandlungen
erhalten, die jeweils zehn Tage lang aus zwei Gaben pro Tag bestanden.
Das ergibt eine Gesamtdosis von 200. Dazu kommen ungefähr zwei
Behandlungen pro Jahr für die nächsten acht bis neun Jahre, also weitere
360 Dosen. Im weiteren Durchschnitt erfolgt für Zahnbehandlungen,
Erkältungen, Grippen, Operationen etc. mindestens eine Antibiotika-
behandlung pro Jahr. Bei dieser Häufigkeit hat eine fünfzigjährige
Person bereits mehr als 1000 Antibiotikagaben erhalten! Das ist wahl-
loser Gebrauch!

Im folgenden sollen die vier Hauptnachteile pharmazeutischer Antibiotika kurz dargestellt werden.

Giftigkeit

Eine übermäßige Belastung des Organismus durch Stoffwechselgifte (Toxine) – heute durch die Vergiftung von Nahrungsmitteln, Luft und Wasser besonders aktuell – trägt entscheidend zur Schwächung des Immunsystems bei. Der Organismus wird anfälliger für Infektionen und degenerative Prozesse. Durch die Verwendung synthetischer Antibiotika zur Bekämpfung erregerinduzierter Krankheiten halten wir den Teufelskreis aufrecht. Antibiotika wie Ketoconazol, Diflucan und Nizarel sind potentiell so giftig, daß die Leberwerte der Patienten ständig kontrolliert werden müssen. Neueste Untersuchungen haben ergeben, daß sie in Verbindung mit bestimmten Antihistaminika schwere Nebenwirkungen hervorrufen.

Das einst routinemäßig verschriebene Streptomycin wird aufgrund seiner Giftigkeit heute nur noch in Extremfällen verordnet. Penicillin war jahrelang die Hauptursache medikamentenbedingter Todesfälle; Tetracyclin (ein Penicillinnachfolger) war für die permanente Gelbfärbung der Zähne kleiner Kinder bekannt. Zudem besteht möglicherweise ein Zusammenhang zwischen Tetracyclin und Knochenkrebs sowie Leukämie.

Paradoxerweise ist das gewöhnlich bei Ohrinfektionen im Kindesalter verschriebene Erythromycin in Verbindung mit Gehörverlusten der Behandelten gebracht worden. Sogar Nystatin, das fungizide, allgemein gegen Candida-albicans-Infektionen verschriebene Arzneimittel, das bislang als eines der unschädlichsten Antibiotika galt, ruft bei vielen Personen empfindliche Störungen im Verdauungstrakt hervor.

Immunsuppression

Die medizinische Forschung stimmt weitgehend darin überein, daß die meisten verschreibungspflichtigen Antibiotika natürliche Immunreaktionen unterdrücken (praktizierende Ärzte ignorieren diesen Umstand oft). Der toxische Effekt dieser Arzneimittel schwächt oft wichtige Organe (Thymus, Milz, Leber, Nebennieren), die gerade zur Abwehr schädlicher Mikroben benötigt werden. Zudem kann das Absterben der Mikroorganismen so schnell erfolgen, daß der Organismus daran gehindert wird, sich auf den Erreger einzustellen, und eher ein Zusammenbruch des Immunsystems die Folge ist.

Das zeigt sich am deutlichsten bei der durch die Streptokokkenart Beta haemolyticus verursachte Mandelentzündung (Angina). Konventionelle Ärzte setzen bei Streptokokkenangina verfrüht Antibiotika ein, um die Antikörperbildung des Immunsystems zu verhindern, die in seltenen Fällen (weniger als ein Fall auf zweihundert Erkrankungen) Herz- und Nierenschäden verursachen kann. Dieses Eingreifen in die natürliche Immunantwort des Organismus macht jedoch die Patienten für wiederholte Streptokokkeninfektionen anfällig. Eltern, deren Kinder immer wieder Mandelentzündungen (mit geschwollenen Mandeln) haben, können dies bestätigen.

Vernichtung nützlicher Bakterien

Pharmazeutische Antibiotika töten auch die für den menschlichen Organismus wichtigen Bakterien ab. *Lactobacillus acidophilus* und *Bifidobacterium bifidum* (Vorkommen im menschlichen Verdauungs- und Urogenitaltrakt) sind zwei der etwa zwanzig oder mehr Arten solcher Mikroben. Sie sind unerläßlich für eine richtige Verdauung, Verstoffwechselung, Entgiftung, Vitaminproduktion, Hormonverarbeitung, Cholesterinkontrolle sowie Krebsvorsorge.

Diese lebensfreundlichen (probiotischen) Bakterienkulturen produzieren natürliche Antibiotika und fungizide Enzyme. Sie sind unsere erste Abwehr gegen schädliche Bakterien, Viren und Hefen. Wenn pharmazeutische Antibiotika diese physiologische Bakterienflora schwächen oder zerstören, folgen hartnäckige Hefeinfektionen aufgrund eines gestörten bakteriellen Gleichgewichts. Deshalb ist für ganzheitliche

Mediziner der langfristige Einsatz von Tetracyclinen zur Behandlung der Jugendakne einer der großen Irrtümer der modernen Medizin. Da die meisten Aknefälle erfolgreich mit einer Ernährungsumstellung, Vitamintherapie sowie pflanzlichen antimikrobiellen Mitteln (einschließlich GKE) behandelt werden können, ist es problematisch, die Behandlung einer Akne mit der Zerstörung der Darmflora zu rechtfertigen. Ich habe Dutzende von Candidapatienten erlebt, deren Probleme vom jahrelangen Tetracyclinmißbrauch herrührten.

Schaffung mutierender Mikroben

Es ist allgemein anerkannt, daß pharmazeutische Antibiotika Ursache für mutierende und oft viel gefährlichere Mikroben sind. Ein Mechanismus dafür ist die natürliche Auslese – das Überleben der Stärksten. In jeder großen Mikrobenpopulation gibt es in der Regel genügend genetischen Spielraum, mit dem ein kleiner Prozentsatz sogar den stärksten Medikamenten widersteht. Unter günstigen Bedingungen haben diese robusten Überlebenden das Potential, einen völlig neuen Stamm mit einer beträchtlich höheren Resistenz gegenüber dem fraglichen Medikament zu entwickeln. Während man früher diese Resistenz auf spezifische Medikamente oder Medikamentengruppen bezog (z. B. schwefelhaltige Antibiotika), zeigt sich heute, daß gewisse Stämme einen „Lernprozeß" durchlaufen, so daß sie auch anderen Antibiotika gegenüber resistent werden. Der „weltbedrohende Erreger" aus Sciencefiction-Filmen ist vielleicht gar nicht so utopisch, wie wir gerne glauben möchten.

Wissenschaftler haben jetzt einige Bakterienstämme identifiziert, die gänzlich unempfindlich gegenüber jedem bekannten Antibiotikum sind. So ist Staphylococcus aureus resistent gegenüber Vancomycin (einem der stärksten Antibiotika überhaupt) und hat als „fleischfressende" Bakterie – die für etliche Todesfälle in Europa und den USA verantwortlich ist – Berühmtheit erlangt. Sie ist von einer solchen Aggressivität, daß trotz (oder vielleicht wegen) aller größten Bemühungen der Medizin innerhalb weniger Tage der Tod eintritt.

Medikamentenresistente Erreger gehören heute zum Alltag der ärztlichen Praxis. Gonorrhöe, eine sexuell übertragbare Krankheit, ist das klassische Beispiel. Einst leicht kontrollierbar, ist die auslösende Bakterie *(Neisseria gonorrhoeae [Gonococcus])* heute selbst massiven Penicillingaben gegenüber unempfindlich. Neuere pharmazeutische Antibiotika zur Bekämpfung dieser heimtückischen Krankheit werfen ähnliche Probleme auf. Wir erleben bereits Fälle therapieresistenter Tuberkulose, einer ehemals unter Kontrolle gehaltenen Krankheit, die jetzt vor allem in übervölkerten Großstädten zunehmend auftaucht.

Pharmazeutische Antibiotika scheinen die Mutation von Erregerstämmen durch einen direkteren Prozeß als die natürliche Auslese zu begünstigen. Es sieht so aus, als wären heute einige Medikamente in der Lage, die genetische Mutation in den Patientenchromosomen und im genetischen Programm der Mikroorganismen voranzutreiben. Das genetische Material einer Mikrobe befindet sich überwiegend im Kern des Mikroorganismus. Es gibt jedoch auch Plasmide, die genetische Informationen enthalten. Forscher haben ein komplexes System von Plasmiden entdeckt, anhand dessen die Mikroben genetisches Material von einer Spezies zur anderen austauschen können! Es wird angenommen, daß die Resistenz gewisser Stämme von *Escherichia coli* gegenüber Vancomycin bereits auf *Staphylococcus aureus* unter Erzeugung der bereits erwähnten „fleischfressenden" Bakterien übergegangen ist.

Die American Medical Association (A.M.A.) begann im September 1995, endlich ihren Schwerpunkt auf den Antibiotikamißbrauch zu legen. Sie erklärte den leichtfertigen Gebrauch von Antibiotika zu einem großen Gesundheitsrisiko, und zwar nicht nur für die Anwender, sondern aufgrund bestehender Mutationsmöglichkeiten für alle Menschen. Um diese Gefahr einzudämmen, will die A.M.A. Ärzte darüber aufklären lassen, wie sie die Anwendung von Antibiotika umsichtiger gestalten können.

Wenn wir die Erforschung natürlicher Substanzen und Stoffe vorantreiben, kann sich die Abhängigkeit von synthetischen Arzneimitteln verringern. Knoblauch z. B. wurde jahrtausendelang im Kampf gegen ein breites Spektrum gefährlicher Mikroben praktisch ohne Nebeneffekte eingesetzt. Jetzt kommt uns aus der Pflanzenwelt auch der Grapefruitkernextrakt wirksam zu Hilfe.

5. Kapitel

Der Einsatz von Grapefruit-kernextrakt in meiner Praxis

Als naturheilkundlicher Praktiker und Medizinforscher hatte ich stets ein großes Interesse an Alternativen zu den pharmazeutischen Antibiotika. So nahm ich 1991 an einer Konferenz über ganzheitliche Behandlungsmethoden von Problemen im Verdauungstrakt teil. Der Vorsitzende Dr. med. Leo Galland aus New York City besitzt exzellente medizinische Referenzen, und seine Pionierarbeit über umweltbedingte Krankheiten haben ihn zu einem führenden Vertreter ganzheitlicher Medizinvorsorge gemacht. Ich hatte Dr. Gallands Bericht über GKE gelesen, ein neues Produkt, das er gegen eine ganze Reihe schädlicher Mikroben einsetzte. So lernte ich GKE kennen. Dr. Galland äußert sich dazu wie folgt:

„Ich kann die Bedeutung des GKEs in meiner Praxis gar nicht hoch genug einschätzen. Dieses antimikrobielle Mittel mit seinem breiten Wirkungsspektrum ist völlig ungiftig und verursacht lediglich bei bestimmten Konzentrationen lokale Irritationen. ... Ich habe GKE jahrelang zur Behandlung parasitärer Erkrankungen im Verdauungstrakt sowie bei chronischer Candidosis mit hervorragenden Heilerfolgen eingesetzt. Er scheint so wirksam wie Nystatin, das am häufigsten verordnete pharmazeutische Antipilzpräparat. Manche arzneimittelempfindlichen Personen vertragen GKE weit besser als sonstige Antipilzpräparate, und ich habe Patienten und Patientinnen, denen bei chronischer Candidosis nur dieses Mittel half.

Zur Behandlung intestinaler Protozoen-Infektionen (Giardia lamblia, Entamoeba histolytica) war GKE in einigen Fällen wirksamer als Metronidazol und andere rezeptpflichtige, antiparasitäre Medikamente. Diese Arzneimittel sind meist so toxisch, daß sie nicht über längere Zeiträume angewendet werden können, während die Behandlung mit GKE über Wochen und Monate möglich ist. Bei einem längeren, für die Behandlung chronischer Protozoen-Infektionen notwendigen Heilverfahren ... hatte ich einige Patienten mit Immunsuppression, die das Präparat über ein Jahr ohne Nebeneffekte oder Medikamentenresistenz einnahmen."

Dr. Jeffrey Bland, Präsident der amerikanischen klinischen Ernährungswissenschaften, nahm ebenfalls an der Konferenz teil und bestätigte, daß GKE in Verbindung mit einem gesunden Ernährungsprogramm die durch pharmazeutische Antibiotika verursachten Probleme vermeiden hilft. Auch Dr. med. Warren Levin, einer der führenden ganzheitlichen Ärzte Amerikas, bestätigte die Wirksamkeit des Extrakts bei der Behandlung eines breiten Spektrums von erregerinduzierten Krankheiten. Ich erfuhr zudem, daß das Pasteur-Institut, Europas führendes Aids-Forschungszentrum in Paris, Studien über den GKE und seine Fähigkeit zur Vorbeugung und Behandlung ansteckender Krankheiten durchführt. Begeistert über solche ungeahnten Möglichkeiten, verließ ich die Konferenz.

Bald darauf kam eine Patientin in meine Praxis, die mir half, meine neugewonnenen Informationen in den Alltag umzusetzen. Dorothy S. hatte ein Jahr zuvor eine chiropraktische Behandlung von mir erhalten; nun kam sie wegen Beschwerden aufgrund einer Vaginal- und einer systemischen Candida-albicans-Infektion, die sich nach einer zehntägigen Antibiotikabehandlung zur Behebung einer Blaseninfektion eingestellt hatten. Ihr Arzt, der um den Zusammenhang zwischen Antibiotika und gestörtem Bakteriengleichgewicht wußte, hatte bei den ersten Anzeichen einer Candidainfektion im Verdauungstrakt Nystatin verschrieben. Das Medikament verursachte bei der Patientin

jedoch schwere Kopfschmerzen und Übelkeit. Auch andere Antipilzpräparate lösten große Schmerzen aus.

Dorothy S. suchte nach einer weniger belastenden Behandlung ihrer
Candidosis bei mir. Ich ließ sie ihre strenge Antipilzdiät (siehe 6.
Kapitel) fortsetzen und gab ihr den Extrakt in Form eines Flüssigkonzentrats,
den sie mit Wasser verdünnen und dreimal täglich einnehmen sollte.
Beim nächsten Besuch überraschte mich Dorothy S. mit zwei ein-
drucksvollen Bemerkungen: Erstens sei GKE „das entsetzlich bitterste
Gebräu", das sie je getrunken habe, und zweitens fühle sie sich „toll"!
(Seitdem empfehle ich, das Flüssigkonzentrat in Frucht- oder Gemüse-
saft zur Neutralisierung des strengen Geschmacks einzunehmen.)

Nach zwei unangenehmen Tagen (vermutlich aufgrund des Absterbens
der Hefepilze) erwachte sie zum erstenmal seit Wochen voller Energie.
Der Kopf war klar, die Schwellungen waren verschwunden, der Magen
rumorte nicht mehr. Während meiner Kontrolluntersuchungen, die ich
über mehrere Wochen hinweg durchführte, zeigte der Extrakt keinerlei
Nebenwirkungen, und nach etwa vier Wochen benötigte Dorothy S.
nur noch eine kleine Erhaltungsdosis. Ihre Begeisterung darüber ent-
sprach ganz der meinen. Meinen bisherigen Candidapatienten hatte ich
andere Naturheilmittel verordnet, aber in keinem Fall eine so schnelle,
vollständige und anhaltende Reaktion erlebt. Erst vor kurzem hatte ich
wieder die Möglichkeit, die Wirksamkeit von GKE zu erproben.

Emma L. kam in die Sprechstunde, um von einem belastenden Symp-
tomenkomplex zu berichten, der kurz nach einem Campingaufenthalt
begonnen hatte. Nie zuvor hatten sie Verdauungsprobleme geplagt,
doch neuerdings reagierte sie auf viele Nahrungsmittel mit einer
Magenverstimmung. Emma L. hatte zeitweilig heftige Durchfälle und
bereits etwas Gewicht verloren. Zudem war sie die meiste Zeit
erschöpft und verspürte ständig einen sauren Geschmack im Mund.

Ein Mediziner hatte sie zu einer Stuhlprobe in eines der örtlichen
Krankenhäuser überwiesen, doch der Test ergab keinerlei Hinweise auf

verdächtige Parasiten. Die Behandlung blieb auf die Durchführung einer milden Diät beschränkt, die jedoch keinen Erfolg brachte. Ich sagte ihr, viele Krankenhäuser seien für eine exakte Stuhlauswertung nicht gerüstet, so daß versteckte Infektionen oft unerkannt blieben. Deshalb ließ ich Emma eine Stuhlprobe an das Great Smokies Laboratory von Ashevile, North Carolina, schicken, das für seinen hohen technischen Entwicklungsstand bekannt ist. Es wurden parasitäre Amöben entdeckt! Da GKE den Ruf eines wirkungsvollen antiparasitären Mittels hat, stellte ich ein entsprechendes Programm für die Patientin zusammen. Ich war optimistisch, da sich der Extrakt in vitro als Wachstumshemmer für gerade diese Amöbenart erwiesen hatte.

Labortestergebnisse über die Wirksamkeit antimikrobieller Mittel können jedoch nicht immer den Verlauf einer klinischen Behandlung vorhersagen. Eine korrekte Dosierung, die Aufnahme und Verträglichkeit des antimikrobiellen Mittels bilden ungewisse Faktoren. Zudem vergraben sich einige Parasiten tief in die Epithelschicht des Darms und sind somit nur durch die stärksten (und giftigsten) Medikamente zu erreichen. Deshalb machte Emma L. eine Kur mit GKE und einem Aloe-vera-Drink zwischen den Mahlzeiten, um ihren Darm zu reinigen und auszuheilen.

In den ersten zwei Wochen gab es keine spürbare Besserung. In der dritten Woche bemerkte die Patientin eine feine, aber deutliche Veränderung. Langsam nahm sie wieder an Gewicht zu, der Stuhl war weich, aber nicht mehr wäßrig, und ihre Kräfte kehrten zurück. Nach drei weiteren Wochen war Emma L. wieder hergestellt. Eine nachfolgende Stuhlprobe bestätigte den Behandlungserfolg.

Nicht alle parasitär bedingten Infektionen reagieren so gut auf GKE oder auf irgendeine Medikamenten- oder Kräuterkombination. Entscheidende Faktoren sind:
* Dauer der Infektion
* Virulenz des Parasiten
* Tendenz des Parasiten, resistente Sporen zu bilden

• Fähigkeit des Parasiten, in die tieferen Gewebsschichten des Darms einzudringen (und manchmal in tiefer gelegene Gewebe der Leber, Milz, Lunge und des Gehirns).

Die meisten Ärztinnen und Ärzte stimmen darin überein, daß bereits im Anfangsstadium angewandter GKE die besten Erfolge bringt. Die angeführten Fälle illustrieren die Wirkungsweise des Extrakts im Kampf gegen Hefepilze und Parasiten (Protozoen), vor allem jedoch gegen Bakterien.

Dan K., ein Student im höheren Semester am Boston College, wurde 1992 plötzlich so krank, daß er kurz nach Beginn des Herbstsemesters der Hochschule fernbleiben mußte. Nach einer längeren Phase mit grippalen Symptomen bemerkte Dan K., daß seine Kraft nicht wieder ganz zurückkehrte. Seine Verdauung war gestört, und in verschiedenen Gelenken hatte er Schmerzen. In Boston suchte er etliche Fachärzte auf. Wiederkehrende Darmverstimmung, Mandelentzündung, Gelenkschmerzen und Sehstörungen legten den Verdacht auf Lyme-Krankheit, Epstein-Barr-Virussyndrom oder chronisches Müdigkeitssyndrom nahe. All diese Diagnosen wurden jedoch durch intensive Laboruntersuchungen ausgeschlossen. Nach zehn Wochen waren Dan K. und seine Eltern verzweifelt.

Meine Anamnese ergab, daß sich Dans Symptome kurz nach einem Aufenthalt mit Freunden in einem Wohnheim des Colleges zeigten, das er als unhygienisch bezeichnete. Hatte er Kontakt mit Parasiten oder Bakterien gehabt? Da die Darmsymptome vorrangig waren, dachte ich, eine Stuhluntersuchung (Great Smokies Labs.) könnte die Erreger entlarven. Statt Parasiten wurde die Kapselbakterie Klebsiella pneumoniae gefunden, die vielen Leuten keine besonderen Probleme bereitet; manche entwickeln jedoch Symptome, wie Dan sie hatte. Die Great-Smokies-Laboratorien testen die Wirksamkeit pharmazeutischer wie pflanzlicher Produkte, und in unserem Fall zeigte sich deutlich, daß GKE für den Erreger geeignet war. Dieser spezielle Klebsiellastamm reagierte auch empfindlich auf diverse pharmazeutische Antibiotika. Dan entschied sich für eine Behandlung mit dem GKE.

Ich empfahl dreimal täglich Flüssigkonzentrat in Saft. Aufgrund meiner vorhergehenden Erfahrungen erstaunte es mich nicht, daß Dan nach zehn Tagen eine gesundheitliche Besserung verspürte. Der bittere Geschmack des Flüssigkonzentrats war ihm jedoch unerträglich, so daß ich ihm Kapseln empfahl. Dans Gesundung beschleunigte sich, und innerhalb von sechs Wochen seit der ersten Extraktgabe kehrte seine Gesundheit völlig zurück. Schließlich konnte er wieder ins College gehen und im August seinen Abschluß machen. Natürlich waren seine Eltern hoch erfreut und auch überrascht, daß ein aus der Grapefruit gewonnenes Mittel den Gesundheitszustand Dans, der einigen Medizinern Rätsel aufgegeben hatte, so positiv beeinflußt hatte.

Als naturheilkundlicher Arzt war ich immer der Ansicht, daß die Aufklärung meiner Patienten absolut entscheidend sei, aber oft genug belehren auch sie mich. So hatte der Vertreter Charles P., wenn er unterwegs war, häufig Verdauungsstörungen, da die Qualität des Essens oft zu wünschen ließ. Er kam mit der Frage zu mir, wie er sich vor Erregern schützen könne, ohne regelmäßig pharmazeutische Antibiotika nehmen zu müssen. Ich empfahl, nach jeder verdächtigen Mahlzeit 10 bis 15 Tropfen GKE in Saft einzunehmen. In den folgenden Monaten berichtete er, seine schweren Verdauungsstörungen seien so gut wie nicht mehr aufgetreten. Doch habe er noch folgende Verwendung für den Extrakt gefunden.

Charles P. litt gelegentlich unter Lippenherpes, verursacht durch das Virus Herpes simplex Typ 1. Kurz nach seinem letzten Reiseantritt erlebte er einen besonders starken Ausbruch an der Unterlippe. Da er am nächsten Tag vor potentiellen Kunden einen Vortrag halten mußte, war er verzweifelt. In seiner Not griff er auf GKE zurück: Er verdünnte das Flüssigkonzentrat mit zehn Teilen Wasser und trug es vor dem Schlafengehen auf. Am nächsten Morgen fühlte er ein leichtes Kribbeln in seiner Lippe. Er näherte sich vorsichtig dem Spiegel – und war hoch erfreut. Die beiden Herpesblasen waren eingetrocknet und zu einem Bruchteil der ursprünglichen Größe geschrumpft. Auch der Schmerz bei leichter Berührung war verschwunden.

Heute, Jahre später, wissen wir durch Testergebnisse, daß GKE allgemein ein sehr effizientes und besonders bei *Herpes simplex Typ 1* exzellent wirkendes, antivirales Mittel ist. Da GKE sehr adstringierend (austrocknend und zusammenziehend) wirkt, verwundert es nicht, daß der Befall von Charles P. innerhalb weniger Stunden reagierte. Nachdem er mir diese Entdeckung mitgeteilt hatte, habe ich sie vielen meiner Patientinnen und Patienten mit bestem Erfolg empfohlen. Auch mir erging es in zwei Fällen ähnlich, und ich hatte fast augenblicklich Erleichterung. Beachten Sie jedoch bitte eines: Einige Lippen- oder Gesichtsherpes können äußerst schmerzhaft sein, so daß Sie am besten mit einer stark verdünnten Lösung beginnen. (Alternative: Eine kleine Menge pulverisierten Extrakts direkt von der Kapsel auf den Herpes streuen. Siehe auch 7. Kapitel.)

Ein weiteres, kaum bekanntes Anwendungsgebiet für GKE sind Warzen. Auf einer unserer wöchentlichen Bergwanderungen bat mich mein Freund Marty, eine ziemlich große Schwellung an seiner Hand zu untersuchen. Da er vor vielen Jahren wegen eines Glaukoms (grüner Star) viel von seiner Sehkraft eingebüßt hatte, konnte er die Art der Beule nur erraten. Es handelte sich eindeutig um eine Warze, und da Warzen meist durch Viren verursacht werden, riet ich ihm, die Schwellung einige Wochen lang mit GKE zu behandeln, bevor er sich zu irgend welchen medizinischen Eingriffen entschließen sollte. Ich empfahl ihm für diesen Fall den unverdünnten Extrakt, wobei jedoch zu beachten war, daß die Anwendung strikt auf die betroffene Stelle beschränkt blieb. Ich erklärte ihm auch, daß das Konzentrat in seiner vollen Stärke sensible Bereiche wie Lippen und Augen reizen würde.

An einem kalten Wintertag trafen wir uns zur nächsten Bergwanderung. Nachdem wir 20 Minuten unterwegs waren, fragte ich ihn nach der Warze. Er gab zu, den Extrakt nur in den ersten drei Tagen angewendet zu haben, dann hätten ihn dringende Termine abgelenkt. Er hatte sowohl die weitere Behandlung als auch die Warze vergessen. Er zog den Handschuh aus und tastete nach der Schwellung, konnte sie nicht finden und suchte, leicht verwirrt, an der anderen Hand. Nachdem er auch dort nichts entdecken konnte, versuchte ich es selbst. Und tatsächlich: Wo vor kurzem noch eine deutlich fühlbare Warze war, fand sich jetzt nur eine ganz schwache rosafarbene Hautabschürfung. Es versteht sich von selbst, daß wir beide hoch erfreut waren. Einige Monate später, es war am ersten Apriltag, erhielt Marty eine Rechnung über 200 Dollar für die Entfernung einer Warze. Als ihm seine Sekretärin dies mitteilte, muß er wohl etwas Schlimmeres als eine Warze entwickelt haben. Sie richtete ihm meine besten Grüße zum 1. April aus!

Einige Warzenarten reagieren nicht so gut auf GKE. Plantarwarzen, also Warzen an den Fußsohlen, wachsen gewöhnlich nach innen und sind meist unempfindlich gegenüber Oberflächenbehandlungen. Stielwarzen dagegen können sehr gut auf den Extrakt ansprechen (siehe 7. Kapitel).

Dies sind nur einige der vielen erfolgreichen Fälle aus meiner Praxis. Meine Beobachtungen und Erfahrungen fanden durch Tausende von Medizinern national und international Bestätigung. Natürlich ist die Annahme unrealistisch, daß irgendeine Substanz universell wirksam sei. Aufgrund von Fehldiagnosen, resistenten oder unerreichbaren Erregern, fehlender Patientenzustimmung oder Ablehnung des Extrakts mußte ich oft andere Heilmittel anwenden.

Ich bin völlig überzeugt davon, daß in bestimmten Fällen nur pharmazeutische Antibiotika in Frage kommen können. Eine solche Situation ist für Ärzte eine Herausforderung. Auf der vermeintlich sicheren Seite zu stehen und aufs Geratewohl Antibiotika zu verschreiben, ist schlechte Medizin; stur an einem „ganzheitlichen" Vorgehen festzuhalten, kann aber ebenfalls gefährlich sein. Besteht ein Infektionsverdacht, ist ärztliche Hilfe angesagt. Es darf auch nicht vergessen werden, daß antimikrobielle Mittel nur eine Hilfsmaßnahme sind. Die Stärkung und Unterstützung des Immunsystems sollte oberstes Gebot für Arzt und Patient sein.

Nicht nur die positiven Erfahrungen meiner Patienten, auch meine eigenen Erfahrungen überzeugten mich von der einzigartigen Qualität des GKEs. Sechs Monate nachdem ich mit dem Extrakt in meiner Praxis zu arbeiten begonnen hatte, nahm ich an der Abschiedsparty eines Freundes in einer verräucherten Bar teil. Da ich auf Zigarettenrauch sehr empfindlich reagiere, wunderte ich mich nicht, daß ich am nächsten Morgen ein Kratzen im Hals verspürte. In der Vergangenheit hatte bei mir eine Halsentzündung durch passives Rauchen (schwächt das Immunsystem) für einige Tage unangenehme Erkältungs- und Nebenhöhlensymptome hervorgerufen. Ich befolgte also meine eigenen Empfehlungen, nahm 20 Tropfen auf 200 ml Wasser und gurgelte mit dieser sehr bitteren Lösung. Unmittelbar danach schluckte ich eine entsprechende Menge des Extrakts. So unangenehm der Geschmack war, so angenehm überraschte das Ergebnis: Nach wenigen Minuten konnte ich schmerzfrei schlucken. Um dieses Ergebnis zu stabilisieren, wiederholte ich die Behandlung, gurgelte diesmal jedoch mit pulverisiertem GKE. Die Halsirritation war verschwunden, und zu meinem Erstaunen entwickelten sich die Nebenhöhlenbeschwerden nie mehr. Offensichtlich waren die opportunistischen Erreger, die sonst mein durch die Zigarettenallergie geschwächtes Organgewebe attackierten, endgültig erledigt.

Drei Wochen später hatte ich eine weitere Gelegenheit, mich mit GKE vor Beschwerden zu schützen. Ich nahm an einer Konferenz an der Westküste teil, und obwohl ich für die Reisezeit eine recht gute Ernährung sicherstellen konnte, erwischte es mich schließlich doch. Als ich in meinem Hotelzimmer ankam, hatte ich alle Symptome einer Nahrungsmittelvergiftung. Ich hatte diese Erfahrung bereits gemacht und deshalb die Hoffnung aufgegeben, am nächsten Tag an einem Workshop teilnehmen zu können, der für mich von besonderem Interesse war. Als meine Übelkeit zunahm und das Rumoren in meinem Magen schlimmer wurde, nahm ich eine Doppeldosis des Grapefruit-Flüssigkonzentrats mit Orangensaft. Ich wiederholte dies 15 Minuten später und wankte ins Bett in Erwartung einer schrecklichen Nacht. Beim Weckruf am nächsten Morgen konnte ich mich nicht genug wundern, denn ich hatte die ganze Nacht durchgeschlafen und fühlte mich insgesamt gut, abgesehen von einem kleinen, schmerzenden Bereich in meinem Unterleib. Ich war zwar etwas geschwächt, konnte am Workshop aber teilnehmen. Aufgrund dieser Erfahrung habe ich jetzt auf allen Reisen GKE dabei. Und zu Hause ist er einer der wichtigsten Bestandteile meiner Hausapotheke geworden. Übrigens geht es vielen meiner Patienten ebenso.

6. Kapitel

Candidabehandlung mit Grapefruitkernextrakt

Viele ganzheitlich arbeitenden Mediziner sehen genau wie ich in Candida albicans eine der größten Gefahren für die Gesundheit der Industrienationen. GKE ist aufgrund seiner breitgefächerten Wirkungsweise als Antimykotikum wichtiger Bestandteil eines erfolgreichen Anti-Candida-Programms geworden. Mit Hilfe dieses Extrakts haben Tausende von Betroffenen die vielfältigen Auswirkungen einer Candidosis überwunden.

Candida albicans ist das klassische Beispiel eines opportunistischen Erregers (im Organismus vorhandener und erst nach immunschwächender Vorkrankheit krankheitserregender Keim). Sein Vorhandensein im Verdauungs- und Urogenitaltrakt ist an sich nichts Besonderes – fast jeder menschliche Organismus beherbergt geringe Mengen dieses häufig auftretenden Erregers. Solange er in vertretbarer Anzahl vorhanden ist, verursachen seine Toxine nur leichte Irritationen. Selten treten in Verbindung mit Candida hohes Fieber, eine erhöhte Anzahl weißer Blutkörperchen oder schwere Durchfälle auf. Werden jedoch die Wachstumsbedingungen für den Hefepilz günstig, kann er sich in alarmierender Weise ausbreiten. Durch die vermehrten Ausscheidungstoxine beginnen selbst widerstandsfähige Personen unter dem allmählich entstehenden Ungleichgewicht zu leiden.

Meist findet sich ein Candidabefall im Dick- und Dünndarm sowie im Urogenitaltrakt von Frauen wie Männern, wo der Pilz mit anderen Mikroorganismen um Nahrung und Nistplätze kämpft. Heute glauben viele Forscher, daß gewisse Formen des Hefepilzes über das Blut zu anderen Organen des Körpers gelangen. Wenn der Befall überhandnimmt, mehren sich die Beschwerden: Müdigkeit, Verdauungsstörungen, Blähungen, Verstopfung, Durchfall, Depressionen, Ängste und verringerte Libido (sexuelles Verlangen) sind die bekanntesten. Weitere sind Heißhunger auf Kohlenhydrate und Alkohol, häufige Blasen- und Ohrinfektionen, diverse Hautleiden (Akne, Ekzeme) sowie Empfindlichkeitsreaktionen auf Parfums, Reinigungsmittel, Benzindämpfe etc. Bei Frauen deutet sich ein aus der Kontrolle geratener Candidabefall durch häufige Vaginalinfektionen und Menstruationsbeschwerden an.

Die Entstehung von Candida

Wie kommt ein übermäßiges Wachstum von Hefen zustande? Studien haben gezeigt, daß der menschliche Verdauungstrakt von über 1000 Arten von Pilzen, Bakterien, Viren und Protozoen bevölkert ist. Der Überlebenskampf in diesem ökologischen System ist hart, nur die Stärksten überleben.

Im Verdauungstrakt des Durchschnittserwachsenen leben schätzungsweise mehrere hundert Billionen Mikroorganismen, was einem Mehrfachen der vorhandenen Körperzellen entspricht. Der größte Teil dieser Mikroben gehört jedoch Arten an, die uns weder nützen noch schaden. Diese Beziehung zwischen dem Wirtsorganismus und den mit ihm in Gemeinschaft lebenden Organismen heißt Kommensalismus. Andere Spezies dieser Mikroorganismen, die Symbionten, üben für unsere Gesundheit absolut notwendige, lebenserhaltende Funktionen aus. Dazu gehören Lactobacillus acidophilus und Bifidobacterium bifidum. Eine dritte Sorte von Mikroorganismen gilt als parasitär, da sie auf Kosten des Wirtsorganismus lebt und oft zu Krankheit oder Tod führt. Die Balance dieser in jedem Lebewesen vorhandenen Mikroben hängt von einer Reihe Faktoren ab: Kontakt mit diversen Mikroben, Alter der Person, Nahrung, Ernährungszustand, emotionaler Streß, Antibiotikagebrauch (in Form von Medikamenten oder Nahrungsmitteln) und Funktionsfähigkeit des Immunsystems.

Aufgrund solcher (und anderer) Faktoren können wir unterschiedliche Zusammensetzungen des Mikroorganismenmilieus von Mensch zu Mensch und auch von Kultur zu Kultur erwarten. So ist das Protozoon Entamoeba histolytica in Indien und Pakistan endemisch. Die einheimische Bevölkerung hat sich dieser Amöbenart angepaßt, die sie zwar etwas schwächt, aber bei weitem nicht so krank macht wie europäische oder amerikanische Touristen bei ihrem Erstkontakt. Obwohl die etablierte Medizin die endemische Natur der Entamoeba histolytica in Indien erkannt hat, will sie nicht wahrhaben, daß die Menschen der westlichen Welt sich biologisch Candida albicans als endemische Spezies ausgesucht haben. Und da die mit einer gestörten Candidabalance verbundenen Symptome nicht so dramatisch sind wie die gewisser Amöben, kann die Entwicklung eines solchen Ungleichgewichts jahrelang anhaltendes Leiden auslösen, dessen eigentliche Ursache der konventionellen Medizin oft verborgen bleibt.

Die Ausbreitung von Candida

Warum kommt es unter der Bevölkerung in den Industrienationen so häufig zum Candidabefall des Verdauungstrakts? Der Grund liegt größtenteils in unserer Technologie und unserer Art, sie zu benutzen bzw. zu mißbrauchen. Die folgenden Gewohnheiten steigern die Anfälligkeit für ein systemisches (den Gesamtorganismus betreffendes), übermäßiges Candidawachstum:

* Übermäßiger Einsatz pharmazeutischer Antibiotika
* Verzehr von mit Antibiotika behandeltem Fleisch
* Gechlortes Trinkwasser
* Pestizide, Herbizide, Chemikalien, giftige Metalle (Blei, Quecksilber)
* Hormonbehandlung (einschließlich Antibabypillen und Cortisonpräparate)

- Schlechte Ernährung (nicht genügend essentielle Nährstoffe; zu viele Kohlenhydrate, Zucker und Alkohol)

Nützliche Bakterien wie Lactobacillus und Bifidobacterium – sie sondern zur Unterstützung des Verdauungs- und Urogenitaltrakts fungizide Enzyme ab – werden durch chemische Antibiotika, Chlor und in Nahrungsmitteln und Getränken enthaltene Giftstoffe zerstört. Sobald dies eintritt, entsteht eine ökologische Nische, die durch andere Mikroorganismen, einschließlich Candida, geschlossen wird. Die westliche Ernährung ist so reich an Kohlenhydraten (Zucker und Stärke), daß Candida und andere kohlenhydratgierige Hefen im Verdauungstrakt eine ideale Umgebung finden.

Eine gestörte Candidabalance stellt hauptsächlich für das Immunsystem eine große Belastung dar. Doch kann Candida auch die Sekundärfolge eines langfristig gestörten Immunsystems sein. Aids- und Krebspatienten sowie Patienten mit chronischem Müdigkeitssyndrom sind von Candida bedroht. Deshalb müssen bei ihrer Behandlung auch die Auswirkungen der Hefen berücksichtigt werden.

Viele der zur Bekämpfung von Candidainfektionen eingesetzten Antibiotika haben sich als sehr toxisch und besonders die Leber belastend herausgestellt. Aber es gibt auch gute Nachrichten, denn aufgrund weltweiter Berichte von ganzheitlich arbeitenden Medizinern hat sich GKE als eines der besten, ungiftigen Heilmittel bei Candida erwiesen. Dr. Jay Gordon, ein angesehener, in Kalifornien praktizierender Kinderarzt, stellt fest:

„Ich arbeite seit 16 Jahren in eigener Praxis ... und entdeckte GKE vor etwa fünf Jahren. Wir Kinderärzte behandeln eine Reihe Mund- und Hauthefeinfektionen (letztere meist im Windelbereich von Kleinkindern) und sind oft frustriert über die Schwierigkeiten bei der Klärung dieser häufigen und lästigen Probleme. Heute empfehle ich meinen Patienten drei- bis viermal pro Tag GKE, und die Reaktion ist durchgehend positiv ... Der Extrakt ist ein exzellentes Rezept, das meiner Erfahrung nach selbst für die jüngsten Babys meiner Praxis völlig unschädlich ist."

Die Candidabehandlung mit GKE

Bei chronischem Candidabefall empfiehlt sich vor Beginn der Therapie eine einwöchige Reinigungskur mit dem Extrakt. Bei dieser Kur werden kohlenhydratreiche und zuckerhaltige Nahrungsmittel drastisch reduziert sowie fermentierte Produkte, Kaffee, Zigaretten und Alkohol völlig weggelassen. Sie setzt sich ungefähr so zusammen:

- 65 % sehr faserreiches Gemüse (Brokkoli, Karotten etc.)
- 20 % sehr eiweißhaltige Nahrungsmittel (Fisch, Geflügel [ohne Antibiotika], Nüsse, Samen, Eier, Tofu etc.)
- 10 % komplexe Kohlenhydrate (Reis, Bohnen, Amaranth, Quinoa, Buchweizen)
- 5 % Früchte (Papaya, Ananas, Grapefruit)

Eine solche Diät verringert die unangenehmen Effekte (das sogenannte Herxheimer-Syndrom), die durch die Toxinfreisetzung absterbender, pathogener Mikroben auftreten. Dieses Syndrom mag zeitweilig größere Müdigkeit, Übelkeit oder Kopfschmerzen verursachen. Solche Reaktionen sind üblich, treten meist aber nur in den ersten Wochen der Behandlung auf.

Zur Erzielung optimaler Resultate empfehle ich meinen Patienten auch eine tägliche Einnahme von 6 bis 8 Kapseln eines hochpotenzierten, erstklassigen probiotischen Mittels, das Lactobazillen und Bifidobakterien enthält. Knoblauch und Aloe vera unterstützen den Entgiftungsprozeß. Bei nicht chronischer Candidosis, die erst durch kürzlich eingenommene Antibiotika entstanden ist, können die obige Kur und die Behandlung mit GKE gleichzeitig begonnen und mindestens drei bis vier Wochen durchgeführt werden.

Behandlung

GKE sollte zwischen den Mahlzeiten genommen werden. Bei Problemen mit dem Verdauungstrakt kann er auch zu den Mahlzeiten oder in Pulverform (Kapseln) verabreicht werden. Dosieren Sie nach Körpergewicht. Die folgenden Dosierungen gelten für Personen mit etwa 70 kg Körpergewicht.

1.-3. Tag:
Zweimal täglich 10 Tropfen in Gemüse- oder verdünntem Fruchtsaft bzw. zweimal täglich 1 Kapsel von 125 mg

4.-10. Tag:
Zweimal täglich 15 Tropfen bzw. dreimal täglich 1 Kapsel

11.-28. Tag:
Dreimal täglich 15 Tropfen bzw. zwei- bis dreimal täglich 2 Kapseln

Bei manchen Personen zeigen sich bereits bei niedrigeren Dosierungen zufriedenstellende Ergebnisse, während in resistenten Fällen eventuell eine etwas höhere als die oben angegebene Dosis notwendig ist. Auch der Zeitplan mag variieren, da statt des 28-Tage-Programms bereits zwei bis drei Wochen ausreichend sein können. Sobald eine zufriedenstellende Besserung eingetreten ist, wird die Dosis langsam reduziert. Sollten erneut Symptome auftauchen, ist die Dosis wieder zu erhöhen. Bei schon lange bestehenden chronischen Zuständen wird eine Vier-Wochen-Kur nicht ausreichen, hier sind vier bis sechs Monate konstanter Beobachtung nötig.

Vaginale Hefeinfektionen

Viele ganzheitlich arbeitende Ärzte sehen oft einen Zusammenhang zwischen einer gestörten Vaginal- und einer gestörten Darmflora. Deshalb ist bei wiederkehrenden vaginalen Hefeinfektionen meist ein umfassendes (systemisches) Anti-Candida-Programm erforderlich. Lokale Behandlung ist jedoch möglich, wenn sich der Candidabefall auf die Vagina beschränkt.

Vor Beginn einer Vaginalbehandlung ist die Diagnose eines Facharztes nötig, um abzuklären, ob die Symptome wirklich von einer Candidainfektion herrühren. Soll die Behandlung langfristig erfolgreich sein, muß auch eine mögliche Wiederansteckung durch Sexualpartner berücksichtigt werden.

Behandlung
Vaginalspülung:
Geben Sie 16 Tropfen GKE auf 500 ml zimmertemperiertes Wasser (gefiltert, destilliert oder gekocht) und schütteln Sie es gut in einem geschlossenen Glas. Drei Tage lang einmal täglich spülen. In der Rückenlage wird die Lösung besser einbehalten. Danach bei Bedarf alle fünf Tage wiederholen.

Vorsicht:
Bei schwerer Irritation der Vagina die Mischung auf 5 Tropfen pro 500 ml Wasser reduzieren oder bei Fortdauer der Störung Behandlung abbrechen. Keine Spülung bei Schwangerschaft oder während der Menstruation, es sei denn, sie wird ärztlich verordnet.

Die meisten chronischen – lokalen oder systemischen – Candidaleiden stehen mit gewissen Lebensgewohnheiten in Verbindung. Ohne die gleichzeitige Veränderung von Gewohnheiten kann die Therapie mit GKE keine langfristigen Erfolge erzielen. Abschließend möchte ich Ihnen ein von mir erarbeitetes Programm zur Bekämpfung von Candidainfektionen vorstellen.

Zehn-Punkte-Programm zur Candidabekämpfung

1. Informationen:
Lesen Sie mindestens ein Buch über Candidapilzinfektionen (siehe Literaturempfehlungen). Suchen Sie zur Behandlung einen Facharzt auf, aber verlassen Sie sich nicht allein auf dessen Können. Informieren Sie sich auch bei anderen, die Erfahrung mit Candida haben.

2. Aushungern der Hefepilze:

Candida ernährt sich von Kohlenhydraten, vermeiden Sie also kohlenhydratreiche und zuckerhaltige Nahrungsmittel.

3. Vermeidung hefehaltiger und fermentierter Produkte:

Bäcker- und Bierhefe, Wein, Essig, Tempeh und Tamari schaffen Probleme.

4. Verwendung ungiftiger Antipilzmittel:

Natürliche Antipilzmittel sind vorzuziehen, da sie den Organismus
nicht zusätzlich belasten. Das breite Wirkungsspektrum des GKEs
befreit den Körper nicht nur von Candidapilzen, sondern auch von
anderen Hefepilzen und mit der Candidosis auftretende Bakterien. GKE
ist auch in Verbindung mit fungiziden Pflanzen wie Knoblauch und
kanadischer Gelbwurz sehr hilfreich.

5. Wiederherstellung der physiologischen Bakterienflora:

Probiotische Heilmittel, insbesondere Lactobacillus acidophilus und
Bifidobacterium bifidum enthaltende Präparate, sind für die Gesundung der Darmflora sehr wichtig. Dieser Behandlungsabschnitt schützt
langfristig vor erneuter Infektion.

6. Unterstützung der nützlichen Bakterien:

Die hilfreichen Symbionten gedeihen bei Anwesenheit von faser- und
chlorophyllreicher Nahrung. Die in der Jerusalem-Artischocke vorhandenen Fructo-Oligosaccharide (FOS) stellen eine Zuckerart dar, die
wachstumssteigernd auf die nützlichen Bakterien, besonders Bifidobacterium bifidum, wirkt. FOS kann von Candida albicans nicht ver-
stoffwechselt werden und treibt auch den Blutzucker nicht nennenswert
in die Höhe.

7. Entgiftung:

Lassen Sie Kaffee, Alkohol, Nahrungsmittel mit chemischen Zusätzen
und Medikamente unbedingt weg (oder reduzieren Sie diese drastisch).
Aloe vera, Heilerde, Psylliumsamen u.ä. können den Entgiftungsprozeß

beschleunigen. Trinken Sie täglich mindestens sechs bis acht Glas chlorfreies Wasser.

8. Unterstützung des Immunsystems:

Reduzieren Sie emotionalen und chemischen Streß. Ergänzen Sie Ihre Nahrung mit Vitaminen, Mineralien und Antioxidantien (Vitamine A, C, E; Liponsäure, Glutathion, Selen, Koenzym Q_{10} etc.), die zur Beseitigung des Schadens äußerst wichtig sind.

9. Beobachten Sie sich:

Schreiben Sie vor Beginn des Programms alle Ihre Symptome auf, und bewerten Sie diese je nach Grad der Belastung auf einer Punkteskala von 1 bis 10. Vergleichen Sie die Ausgangsbeschwerden mit Ihrer Befindlichkeit, die sich nach vier, sechs und acht Wochen eingestellt hat. Sie werden gute und weniger gute Tage haben. Verzweifeln Sie nicht, wenn es Ihnen schlecht geht, sondern fragen Sie sich: Bin ich von der Diät abgewichen? Habe ich mich in einem verräucherten Raum aufgehalten? Habe ich einen schimmeligen Keller gereinigt? Wo im Menstruationszyklus befinde ich mich? Halten Sie Ihre Beobachtungen fest, und Sie werden mehr über das Funktionieren bzw. zeitweilige Nichtfunktionieren Ihres Körpers erfahren.

10. Halten Sie durch:

Die Wiederherstellung eines gestörten inneren Systems ist nicht über Nacht zu erreichen – nehmen Sie sich die Zeit, die notwendig ist. Dieses Programm dient als Hilfestellung und roter Faden und läßt sich Ihren Bedürfnissen anpassen. Stellt sich eine Besserung ein, sollten Sie jedoch nicht in alte Gewohnheiten zurückfallen.

7. Kapitel

Behandlung allgemeiner Beschwerden mit Grapefruitkernextrakt

Anhand meiner Forschungen konnte ich Material von Hunderten von Ärztinnen und Ärzten sowie deren Patienten sammeln. Aber auch meine eigenen beruflichen und privaten Erfahrungen bereichern das Spektrum dieses vielseitig einsetzbaren Extrakts. Im folgenden sollen nun allgemeine Beschwerden besprochen werden, die sehr gut mit den heilenden Substanzen der Grapefruit behandelt werden können.

Den Empfehlungen liegt eine Mischung („standardisierter Extrakt") von 50 % Extrakt und 50 % pflanzlichem Glyzerin zugrunde (siehe Tabelle 1, 2. Kapitel). Manche Hersteller liefern erfreulicherweise zu jeder Flasche ein kleines Informationsblatt. Derzeit gibt es keine offiziellen Potenzierungsnormen für die verschiedenen Flüssigkonzentrate. Wenden Sie sich an die Hersteller, wenn Ihnen die Potenz eines Produkts unklar ist.

GKE gibt es auch in Form von Tabletten und Kapseln; die genaue Zusammensetzung pro Tablette oder Kapsel finden Sie auf dem Etikett. Beachten Sie dies bei der Einnahme. Eine Kapsel enthält zwischen 100 und 125 mg (die Stärke kann bei Kombination mit Kräutern etwas abgeschwächt sein) und entspricht 10 Tropfen obiger 50:50-Mischung.

Eine Verordnung von täglich 4 Kapseln kann in gewissen Fällen durch 40 Tropfen des Flüssigkonzentrats ersetzt werden und umgekehrt.

AIDS

Natürlich wird Aids durch GKE nicht geheilt, aber eine wachsende Anzahl HIV-Positiver schützt sich damit gegen Pilze, Bakterien, Viren und Parasiten – Sekundärinfektionen dieser Krankheit. Candidamykose z. B. ist eine der unangenehmsten (siehe 6. Kapitel).

Als Gurgelmittel kann GKE Halsschmerzen lindern und eventuell die Anwendung pharmazeutischer Antibiotika reduzieren helfen. Da Aids-Patienten äußerst anfällig für Parasiten wie Entamoeba histolytica, Giardia lamblia und Cryptosporidium sind, ist die Reduzierung dieser potentiell tödlichen Erreger durch den Extrakt von unschätzbarem Wert.

Eine kürzlich durchgeführte Studie der Regierung hat ergeben, daß ein großer Prozentsatz des kommunalen Wassersystems Parasiten wie Cryptosporidium beherbergt, die eine Chlorung offensichtlich überleben. Da GKE bis zu hundertmal stärker als Chlor wirken kann, könnte er bei immundefizienten Personen eine brauchbare Alternative zum Schutz vor Cryptosporidium sein.

Viele HIV-Positive geben den Extrakt ins Trinkwasser und weichen auch ihre Früchte, Gemüse, Fisch, Fleisch und Geflügel zehn bis fünfzehn Minuten in verdünnte Lösungen ein, die sie dann gründlich nachspülen. Diese Behandlung verringert die Gefahr von Escherichia coli und Salmonellen, die einem gesunden Immunsystem in kleinen Mengen nicht schaden, für Aids-Patienten jedoch potentiell tödlich sind. Da diese zudem für viele Haut-, Ohr-, Hals-, Rektal- und Vaginalinfektionen anfällig sind, ist auch hier der Extrakt von großem Wert.

Behandlung

Art und Menge des Extrakts sind natürlich vom Behandlungszweck abhängig. Da Aids-Patienten oft empfindlich auf neue Substanzen reagieren, empfiehlt sich bei innerer Anwendung zunächst eine geringe Dosis. Für äußere Anwendungen wie auch im Haushalt können die jeweils angegebenen Mengen verwendet werden.

AKNE

Akne entwickelt sich, wenn die Haut keinen wirksamen Schutz gegen Mikroben, insbesondere Bakterien, aufbauen kann. Sie tritt oft im jugendlichen Alter der hormonellen Umstellung auf und bleibt in gewissen Fällen lebenslang. Bei Patientinnen oder Patienten mit Pilzproblemen (besonders Candida albicans) ist sie öfter anzutreffen; desgleichen erscheint sie bei Nahrungsmittelallergien (Weizen, Milch, Schokolade etc.) und mangelnder Hygiene (Bakterienwachstum in den Hautporen). GKE wirkt wachstumshemmend auf Bakterien; seine zusammenziehende Eigenschaft trocknet Drüsensekretionen (Hauttalg) aus.

Behandlung

Äußerlich: 5 Tropfen GKE in die tägliche Reinigungsmilch ergibt eine erstklassige Reinigungslösung. Kontakt mit den Augen vermeiden. Praktischer ist es, 1 bis 3 % Extrakt direkt in der Flasche zu mischen – ein höherer Prozentsatz würde die Haut (besonders des Gesichts) bei regelmäßigem Gebrauch austrocknen.
Innerlich: Ein chronisches Leiden erfordert auch eine innere Reinigung. Dreimal täglich 10 bis 15 Tropfen des Extrakts (mit Saft verdünnt).

ARTHRITIS

Die Forschung weist seit langem darauf hin, daß gewisse Formen der Arthritis, besonders die rheumatoide, mit bakteriellem Geschehen (Streptobacillus) in Verbindung zu bringen ist. Jetzt zeigt sich auch, daß weitere Bakterien mit im Spiel sind, wie die sich häufig im Verdauungstrakt aufhaltenden Proteus vulgaris und Klebsiella pneumoniae.

Unser Immunsystem produziert Antikörper zur Neutralisierung der von diesen Bakterien produzierten Antigene. Die dabei entstehenden

Antigen-Antikörper-Komplexe (Immunkomplexe) können durch die Darmschleimhaut treten und in den Blutstrom gelangen. Meist werden sie durch die Leber-, Nieren- und lymphatischen Entgiftungsmechanismen entsorgt. Bei manchen Personen kann jedoch ein solcher Immunkomplex eine Reaktion auslösen, die zu ernsten Komplikationen führt.

Bei Klebsiella pneumoniae erfolgt diese Reaktion meist in der Wirbelsäule und führt zu einer krankhaften Veränderung, die als Spondylitis ankylosans (Morbus Bechterew) bekannt ist, eine chronisch entzündliche Krankheit der Wirbelsäulengelenke mit fortschreitender Verknöcherung bis hin zum Verlust der Beweglichkeit. Bei Proteus vulgaris kommt es zu entzündlichen Prozessen in Gelenken mit Schwellung, Schmerz und Anzeichen rheumatoider Arthritis. Künftige Forschungen werden auch die Beteiligung anderer Mikroben an Gelenkschwellungen identifizieren. Arthritische Reaktionen wurden bereits mit verschiedenen Pilz-, Viren- und Parasitenstämmen in Verbindung gebracht.

Manche Patientinnen und Patienten haben festgestellt, daß sich ihre arthritischen Symptome bei der Behandlung anderer Leiden (also nicht ihrer Arthritis) mit pharmazeutischen Antibiotika vorübergehend oder dauerhaft besserten. Ich habe zahlreiche Berichte darüber erhalten, daß Leute, die regelmäßig GKE gegen Candida, entzündliche Erkrankungen des Dickdarms (Dysenterie) etc. einnahmen, eine deutliche Besserung ihrer arthritischen Leiden verspürten. Eine Arthritis wird nicht nur durch die Eindämmung des Candidasyndroms verbessert, sondern auch durch die Verringerung allergieauslösender Bakterien.

Behandlung

Nehmen Sie täglich zwischen den Mahlzeiten entweder drei- bis viermal 10 bis 15 Tropfen Flüssigextrakt (in Saft) oder dreimal 2 Kapseln. Wenn GKE das Mittel der Wahl ist, tritt nach vier bis acht Wochen Besserung ein. Sehr hilfreich sind auch probiotische Kulturen (Lactobacillus acidophilus etc.) zu den Mahlzeiten, um die Gefahr einer erneuten Infektion bei Absetzen von GKE zu verhindern. Bei Besserung nehmen

Sie die halbe Dosis einige Wochen weiter ein, um die Gefahr eines
Rückfalls so gering wie möglich zu halten.

Auch wenn in vielen Fällen Mikroben die Auslöser von Arthritis sind,
stellen akute Fälle oft eine allergische Antwort auf Nahrungsmittel,
Staub, Schimmel oder Chemikalien dar. Selbst schlechte Ernährung
kann zu Arthritis führen.

AUFSTOSSEN (siehe BLÄHUNGEN)

BINDEHAUTENTZÜNDUNG
Bei einer Bakterien- oder Vireninfektion der Augen kommt es zu
Rötung und Entzündung. Bindehautentzündung (Conjunctivitis) ist
meist nicht ansteckend, kann aber leicht auf Familienangehörige über-
tragen werden. Auch wenn einige Ärzte von einer erfolgreichen
Behandlung mit 1 Tropfen GKE auf 30 ml destillierten Wassers (gut
vermischt) berichten, wird der Extrakt für Augenprobleme noch
erforscht und kann aufgrund des Säuregehalts *nicht* empfohlen werden.
Auf keinen Fall darf er bei Kindern angewendet werden, da deren
Augen noch empfindlicher sind. Der Zusatz von GKE zu Flüssigseife
und Waschmittel kann die Übertragung der Krankheit auf andere
Familienangehörige verhindern.

Verhinderung der Ausbreitung der Bindehautentzündung
(Conjunctivitis)
Stellen Sie eine Lösung aus Flüssigseife und 3 % GKE her. Die gesamte
Familie sollte sich regelmäßig die Hände mit dieser Lösung waschen,
unabhängig ob Symptome der Bindehautentzündung bestehen oder
nicht. Vor dem Waschen die Handtücher 15 Minuten in einem Eimer
Wasser mit 100 Tropfen Flüssigkonzentrat des Extrakts einweichen.

BLÄHUNGEN
Gase im Verdauungstrakt entstehen meist durch mikrobiell verursachte
Gärung von Kohlenhydraten: Oft sind Hefen (Candida), Bakterien und
Parasiten im Spiel. Den meisten Leuten sind Blähungen nur unangenehm,

andere leiden regelrecht darunter. Große Gasmengen blähen den Darm auf und stellen ein ernsthaftes medizinisches Problem dar, das einer Überprüfung auf eventuelle Nahrungsmittelunverträglichkeiten und -allergien bedarf. Ist der Grund für Blähungen ein übermäßiger Pilz- oder Bakterienbefall, kann dieser mit GKE innerhalb weniger Tage unter Kontrolle gebracht werden. Parasitenbefall dagegen ist langwieriger.

Behandlung
Nehmen Sie dreimal täglich vor oder nach den Mahlzeiten 10 bis 20 Tropfen (oder 1 bis 2 Kapseln) des GKEs. Ein biotisches Präparat sowie Verdauungsenzyme zwischen den Mahlzeiten erweisen sich oft als hilfreich. Nehmen Sie bei anhaltenden Symptomen ärztliche Hilfe in Anspruch.

CANDIDA (siehe 6. Kapitel)

CHRONISCHES MÜDIGKEITSSYNDROM (CMS)
Dies ist eine der rätselhaftesten und verheerendsten Krankheiten überhaupt. Heute weiß man, daß CMS durch eine Reihe biochemischer, mikrobieller und ernährungsbedingter Faktoren ausgelöst wird, die das Immunsystem zerrütten. Die Patienten entwickeln verschiedene Symptome der Schwäche, deren bekannteste chronische Erschöpfung, Muskelschmerzen, Depressionen, Schlafstörungen, Chemikalienempfindlichkeit und erhöhte Anfälligkeit für Virusinfektionen sind. Personen mit diesem Syndrom werden oft, wie Patienten mit Aids oder der Lyme-Krankheit, pharmazeutische Antibiotika verordnet, die ihr Immunsystem zusätzlich schwächen. In diesem Zusammenhang ist GKE eine sichere Alternative.

Behandlung (wie AIDS oder LYME-KRANKHEIT)

Vorsicht:
CMS-Patienten klagen oft über brennende Schmerzen in der Magen- und Zwerchfellgegend. Aus diesem Grund wird bei innerer Anwendung der pulverisierte Extrakt besser vertragen als das Flüssigkonzentrat.

Personen mit Gastritis sollten zu Beginn der Behandlung zweimal täglich nur 1 Kapsel einnehmen und dann die Dosis allmählich steigern. Sollten sich die Magenbeschwerden verstärken, reduzieren Sie die Dosis, die mit mindestens 500 ml Wasser einzunehmen ist.

DURCHFALL

Hier können unterschiedliche Ursachen vorliegen. Sind die Auslöser Bakterien, Viren oder Pilze, reichen meist einige Gaben GKE. Parasitär bedingte entzündliche Erkrankungen des Darms (Amöbiasis, Lambliasis etc.) sind oft hartnäckiger und erfordern die wochenlange Behandlung mit GKE und Kräutern (in manchen Fällen auch mit pharmazeutischen Antibiotika). Bei Parasitenbefall sollte die Behandlung so früh wie möglich beginnen (siehe auch PARASITENINFEKTION).

Behandlung

Nehmen Sie alle vier Stunden 15 bis 20 Tropfen (oder 2 Kapseln) des Extrakts in Saft und steigern Sie pro Tag um die gleiche Menge bis auf 60 Tropfen. Füllen Sie mit probiotischen Mitteln die durch den Durchfall verlorenen nützlichen Bakterien auf. Bei Parasiten kann eine höhere Dosis erforderlich sein; holen Sie ärztlichen Rat ein.

ERBRECHEN (siehe ÜBELKEIT)

ERKÄLTUNGEN/GRIPPE

Erkältungen und Grippen werden durch diverse Virenarten verursacht und sind weitgehend resistent gegen pharmazeutische Antibiotika. GKE dagegen ist (wie ganzheitlich arbeitende Mediziner herausfanden) in Kombination mit immunstärkenden Kräutern wie Echinacea, kanadische Gelbwurz und Tragant hochwirksam.

FLECHTEN

Ein Pilz der Gattung Trichophyton, Microsporum bzw. Epidermophyton, der eine ringförmige Läsion bildet und überall auf der Haut erscheinen kann. Dieses Beschwerdebild kann von einer Stoffwechselschwäche, mangelnder Hygiene oder zu langem Tragen nasser Kleidung herrühren.

Behandlung

Stellen Sie eine Lösung, wie unter KONTAKTDERMATITIS beschrieben, her, und besprühen sie die befallenen Hautstellen mehrmals täglich. Zur Wirkungssteigerung kann etwas Tinktur der kanadischen Gelbwurz dazugegeben werden. Diese hat pilztötende Eigenschaften, kann aber zu vorübergehenden Hautverfärbungen führen, so daß Sie vielleicht nicht mehr als 15 ml zur Lösung geben.

FUSSPILZ

Dieses Leiden stellt sich ein, wenn die Haut sich gegen übermäßiges Pilzwachstum nicht wehren kann (opportunistische Pilze sind immer vorhanden). Da Pilze an warmen, dunklen und feuchten Stellen gedeihen, muß der Fuß trocken gehalten und mäßig dem Sonnenlicht ausgesetzt werden. Tragen Sie Baumwollsocken und vermeiden Sie unbedingt nasse Schuhe und Turnschuhe. Hartnäckige Fälle bedürfen einer systemischen Antipilzbehandlung (siehe 6. Kapitel). Im Handel erhältliche Fußpuder mit GKE wirken ausgezeichnet (manche Produkte enthalten zusätzlich Antipilzsubstanzen).

Behandlung

Behandeln Sie Ihre Füße zweimal täglich mit einem Fußpuder, der etwa 5 bis 10 % GKE in Pulverform enthält. Sorgfältige Hygiene ist die beste Vorbeugung. Ebenfalls empfehlenswert: Socken in Wasser mit einer geringen Menge Flüssigextrakt einweichen, da Pilze die übliche Wäsche oft überleben.

GESCHWÜRE (Magen/Darm)

Dieses wieder in den Blickpunkt der Medizin geratene Problem wird nicht länger nur als eine Folge von Psychostreßanfälligkeit bestimmter Personen (Typ-A-Persönlichkeiten) gesehen. Die Tiermedizin weiß, daß die in Schweinen vorgefundenen, durch die Bakterie Helicobacter pylori verursachten Geschwüre mit einer geeigneten antibiotischen Therapie ausgeheilt werden können. Diese Bakterie findet sich bei 25 % aller Menschen im Magen und bei 50 % der an Verdauungsstörungen und Darmgeschwüren Leidenden. Dieser Umstand veranlaßte kürzlich

Wissenschaftler, den gesamten Therapieansatz zu untersuchen. Jetzt wird routinemäßig bei Patienten mit Geschwüren nach Helicobacter pylori gesucht. Wenn diese gefunden und erfolgreich behandelt wurden, erleben die Kranken meist eine dauerhafte Beseitigung ihrer Beschwerden.

Die medizinische Ulcusbehandlung basiert derzeit auf den beiden großen pharmazeutischen Antibiotika Ketoconozol und Amoxicillin in Verbindung mit mineralischem Wismut. Auf die Vermeidung pharmazeutischer Antibiotika (Ketoconozol ist bereits in geringen Mengen Gift für die Leber) bedachte Naturheilkundige hatten bereits gewisse Erfolge mit GKE sowie verschiedenen Kräuterkombinationen und Wismut.

Behandlung
Da Geschwüre sehr empfindlich auf die Reizung durch Säuren reagieren, ist bei der Anwendung von GKE äußerste Vorsicht geboten. Deshalb sollte mit GKE in Pulverform begonnen werden. Geben Sie 1 Kapsel auf 330 ml Wasser oder Saft und trinken Sie diese Lösung täglich zu einer Mahlzeit. (Vorsicht: Die Kapsel nicht im ganzen schlucken; Irritationen können die Folge sein!) Tritt bei diesem Verfahren nach drei Tagen keine Reizung auf, nehmen Sie jetzt zweimal pro Tag eine solche Lösung zu den Mahlzeiten. Erhöhen Sie die Dosis alle drei Tage um 1 Kapsel, bis eine Maximaldosis von 6 Kapseln täglich erreicht ist. Verringern Sie die Dosis, wenn ein Brennen auftritt. Ein Zusatz von Wismut wird die Genesung beschleunigen. Ebenfalls sehr wichtig ist die Beachtung der richtigen Ernährung, besonders hinsichtlich Nahrungsmittelallergien.

Vorsicht:
Magen- und Darmgeschwüre sind potentiell tödlich verlaufende Erkrankungen. Eine Behandlung (mit oder ohne GKE) sollte immer von einem Arzt überwacht werden.

HALSENTZÜNDUNG
Die Anzahl der jährlichen Antibiotikabehandlungen bei Halsentzündung geht in die Millionen. Eine Entzündung des Halses kann durch

eine Vielzahl von Bakterien, Viren und auch Pilzen ausgelöst werden. Ärztinnen und Ärzte sind in Sorge, wenn Streptococcus haemolyticus B (Streptococcus pyogenes) im Spiel ist. Die Bakterie selbst ist das kleinere Übel. Gefährlich ist die allergische Reaktion auf die vom Körper zur Abwehr des Erregers gebildeten Immunkomplexe, die Scharlach, rheumatisches Herzleiden sowie Glomerulonephritis auslösen können. Etwa jeder 200. unbehandelte Fall zeitigt schwerwiegende Folgen. Da der Hals leicht zugänglich ist, kann GKE oft mit raschem Erfolg als ideale Begleittherapie eingesetzt werden.

Behandlung

Vermischen Sie 20 Tropfen des Flüssigkonzentrats (oder 2 Kapseln) gründlich mit etwa 200 ml Wasser oder verdünntem Saft. Mehrere Sekunden damit tief gurgeln, ausspucken und wiederholen, bis die Lösung aufgebraucht ist. Sie können das Ganze so oft wie nötig anwenden.

Bei der innerlichen Anwendung wird die Lösung geschluckt und erreicht dadurch nicht nur den gesamten Halsbereich, sondern auch den übrigen Organismus.

Vorsicht:

Bei schmerzhaftem Brennen muß die genannte Lösung mit weiteren 200 ml verdünnt werden. Bei hartnäckigen Fällen die Arztpraxis aufsuchen.

HAUTPILZ (Leistengegend, Oberschenkel)

Ausschlag in der Leistengegend und an den Oberschenkeln, vor allem bei Personen, die viel schwitzen (Sportler etc.).

Behandlung

Geben Sie zweimal täglich eine Kombination von Fuß- oder Körperpuder vermischt mit 5 bis 10 % GKE auf die betroffenen Stellen. Reicht dies zur Pilzabwehr nicht aus, ist eine systemische Behandlung notwendig (siehe 6. Kapitel).

HERPES

Die durch das Virus Herpes simplex Typ 1 verursachten bläschenartigen Läsionen erscheinen meist auf den Lippen oder im Gesicht. Genitalherpes gilt als durch Herpes simplex Typ 2 bedingte Variante, doch vermuten Forscher heute, daß dasselbe Virus für beide Erscheinungen verantwortlich ist.

Das Herpesvirus lebt in den meisten Menschen und kommt bei Anfälligkeit unter körperlichen, emotionalen oder ernährungsbedingten Belastungen sehr unangenehm und schmerzhaft zum Ausbruch. Aufgrund seiner virushemmenden und adstringierenden Eigenschaften kann GKE das Virus manchmal innerhalb weniger Stunden inaktivieren und die Bläschen austrocknen.

Behandlung

5 Tropfen Extrakt mit 50 Tropfen pflanzlichem Glyzerin mischen. Zwei- bis dreimal täglich einen Baumwolltupfer damit tränken und auftragen. Sollte die Läsion offen sein, nur 1 bis 2 Tropfen des Extrakts auf 50 Tropfen Glyzerin verwenden. Zeigt sich jedoch bei der ersten Mischung keine Irritation, kann die Potenz durch weitere Tropfen des Extrakts erhöht werden. Oder: Einen Teil pulverisierten Extrakt (aus der Kapsel) mit drei Teilen Getreide- oder Reismehl und einigen Tropfen Wasser zu einer Paste vermischen und auf den Herpes auftragen. Bei Brennen oder Reizung wieder entfernen und mit mehr Mehl die Konzentration der Paste abschwächen.

IMPETIGO (Pustelflechte)

Impetigo ist eine Hautinfektion (meist bei Kindern) mit juckendem Ausschlag im Gesicht oder am Körper. Sie ist durch eine klare bis gelbe Eiterabsonderung, die die betroffene Stelle näßt, gekennzeichnet. Erreger sind meist Bakterien, insbesondere ß-hämolysierende Streptokokken der Gruppe A. Neuerdings ist jedoch auch Streptococcus aureus an vielen Fällen von Impetigo beteiligt. Da GKE die genannten Bakterien abtötet, bietet er sich für eine Impetigobehandlung an.

Behandlung

Mischen Sie 15 ml Flüssigkonzentrat mit 150 ml Wasser und behandeln Sie die betroffenen Stellen mehrmals täglich damit. Ausgezeichnete Ergebnisse wurden erzielt, wenn der Lösung noch 15 ml Ringelblumenauszug (Calendula officinalis) zugefügt wird. Therapieresistenz bei Impetigo sollte ernstgenommen werden; suchen Sie einen Arzt auf. In gewissen Fällen können andere Verschreibungen notwendig sein.

Wiederholtes Auftreten von Impetigo kann durch Hygienemaßnahmen verhindert werden. Hände und Gesicht sollten mit Reinigungsmitteln gewaschen werden, denen 1 bis 3 % GKE zugesetzt wurde. Eine Spraylösung mit 1 bis 3 % des Extrakts kann auch nach dem Rasieren, bei Insektenstichen und nach Umgang mit giftigen Produkten angewendet werden. Ein Teelöffel GKE auf einen Waschvorgang hilft bei der gründlichen Reinigung gemeinschaftlich benützter Hand- und Geschirrtücher.

KONTAKTDERMATITIS

Die Behandlung von Kontaktdermatitis mit GKE ist erstaunlich, besonders wenn es sich um eine allergische Reaktion auf Giftefeu bzw. Giftsumach handelt. Aufgrund seiner adstringierenden Wirkung hilft der Extrakt, die mit Flüssigkeit gefüllten Bläschen rasch auszutrocknen.

Durch ständiges Kratzen reißt die Haut oft auf und wird anfällig für Bakterieninfektionen, besonders der Gattung Staphylococcus. Diese Infektionsart kann eine antibiotische Behandlung notwendig machen. Die rechtzeitige Verwendung von GKE kann jedoch Beschwerden und potentielle Gefahren einer Kontaktdermatitis vermeiden helfen.

Behandlung

Mischen Sie 30 ml Extrakt mit 300 ml Wasser in einer Sprühflasche und geben Sie die Lösung auf eine kleine Stelle der betroffenen Haut. Bei Brennen verdünnen Sie die Lösung mit der gleichen (oder etwas größeren) Menge Wasser. Die betroffenen Stellen großzügig besprühen. Falls nötig, alle zwei Stunden wiederholen.

KÖRPERGERUCH

Die außerordentliche antimikrobielle Wirkung von GKE macht ihn zu einem wirksamen Deodorant und aufgrund seiner adstringierenden Eigenschaften zum milden Schweißhemmer.

Behandlung

Geben Sie ein Gemisch aus 15 ml Extrakt und 300 ml Wasser in eine Sprayflasche. Es kann auch Ringelblumen- und/oder Arnikatinktur hinzugefügt werden. Besprühen Sie damit Achselhöhlen, Füße etc. Nicht in die Augen bringen.

LIPPEN

Rissige und entzündete Lippen heilen mit GKE meist rasch ab. Mundwinkelrhagaden (Angulus infectiosus) können eine Folge von Vitamin-B$_2$-Mangel (Riboflavin) sein. In diesem Fall ist eine Vitamintherapie angesagt.

Behandlung (siehe HERPES)

BORRELIOSE

Die vielfältigen klinischen Symptome dieser mit Muskelzuckungen einhergehenden Krankheit werden durch eine spiralförmige und dem Syphiliserreger verwandte Bakterie (Spirochaeta) ausgelöst. An der Borreliose erkrankte Patienten zeigen viele Symptome des chronischen Müdigkeitssyndroms und haben zusätzlich Gelenkschwellungen und -schmerzen.

Manche der Betroffenen konnten nach Einnahme von GKE von drastischen Besserungen ihrer Befindlichkeit und der Bluttestergebnisse berichten. Aber es wäre voreilig, anzunehmen, daß der Extrakt direkt wirkt. Die meisten von der Borreliose Betroffenen sind mit Langzeit-Antibiotikatherapien behandelt worden, was ihnen in vielen Fällen ein Hefeungleichgewicht einbrachte, z. B. einen ausgeprägten Candidabefall. Zur Bekämpfung dieser Sekundärinfektionen eignet sich der Extrakt sehr gut.

Behandlung

Da die direkte Behandlung der Borreliose mit GKE noch immer geprüft wird, können keine Empfehlungen gegeben werden. (Für den Candida-befall siehe 6. Kapitel.)

MITTELOHRENTZÜNDUNG

Diese Erkrankung erfordert häufiger Besuche beim Kinderarzt als jede andere. Auch Erwachsene, insbesondere Schwimmer, können dafür anfällig sein. Im Handel erhältliche Ohrentropfen, die geringe Mengen GKE enthalten, bieten ausgezeichnete Linderung. Oft enthalten sie auch heilende Kräuterauszüge. Eine zusätzliche Behandlung durch einen qualifizierten Arzt ist in den meisten Fällen ratsam.

Behandlung

Nehmen Sie zweimal täglich 1 bis 3 Tropfen eines fertigen Ohrpräparats auf der Basis von GKE.

Vorsicht:

Verwenden Sie nur speziell für das Ohr hergestellte Mittel. Auf keinen Fall das Flüssigkonzentrat der Grapefruit direkt ins Ohr geben. Ist dies aber doch geschehen, mit reichlich Wasser ausspülen.

NÄGEL (Finger, Zehen)

Deformierte, verfärbte, weiche oder brüchige Nägel sind meist die Folge unter den Nägeln lebender und durch günstige Umstände besonders gut gedeihender Pilze. Irgendwann ist das Nagelbett selbst und damit das Wachstum des Nagels gefährdet. Auch Bakterien können unter den Nagel gelangen und chronische Probleme verursachen, die nicht nur unschön, sondern oft auch schmerzhaft sind. Von solchen Pilzen und Bakterien sind oft Gärtner, Masseure, Kosmetikerinnen, Tellerwäscher und Sportler betroffen. Am anfälligsten jedoch sind Diabetiker und ältere Menschen.

Das breite, antimikrobielle Wirkungsspektrum des GKEs eignet sich gut zur Vorbeugung und Behandlung von Nagelkrankheiten. Bei Pilzbefall ist auch an eine innere antimykotische Behandlung zu denken.

Behandlung

Für eine maximale Durchdringung mischen Sie 15 ml Flüssigkonzentrat des GKEs mit 150 ml reinem Kornschnaps oder Wodka. Geben Sie die Mischung zwei- bis dreimal täglich mit einem Augentropfer auf bzw. unter den Nagel. Größere Erfolge stellen sich ein, wenn Sie bei jeder Anwendung mit einer weichen Nagelbürste sanft nachhelfen.

Vorbeugung:

Nach jeder Gartenarbeit oder ähnlichen Tätigkeiten obige Lösung auf bzw. unter den Nagel geben. Sind bereits ein oder zwei Nägel befallen, bringen Sie die Antipilzlösung zwei- oder dreimal pro Woche auch auf die benachbarten Finger (Zehen) auf, um eine Ansteckung zu verhindern.

NAHRUNGSMITTELVERGIFTUNG (siehe DURCHFALL)

NASENNEBENHÖHLENENTZÜNDUNG

Diese Erkrankung kann von einer Erkältung herrühren oder einen allergischen Ursprung haben, von Druckveränderungen kommen oder gar von einer Verlagerung der Schädelknochen, die den Nasennebenhöhlenabfluß blockiert. Ist eine Infektion die Ursache, kann schaumiger weißer, gelber oder grüner Ausfluß erfolgen. Die Schleimhäute sind dann entzündet und äußerst empfindlich, so daß eine sehr behutsame Spülung mit GKE vorgenommen werden muß.

Behandlung

Füllen Sie 30 ml destilliertes (gekochtes und auf Zimmertemperatur abgekühltes) Wasser in einen Zerstäuber, geben Sie eine Prise Salz dazu (die Lösung sollte so salzig wie Tränenflüssigkeit sein) und höchstens 2 Tropfen GKE. Gründlich schütteln, vorsichtig in die Nase sprühen und anschließend in die tiefergelegenen Nebenhöhlen einatmen. Alle vier Stunden wiederholen. Entsteht ein schmerzhaftes Brennen, die Hälfte der Lösung mit der gleichen Menge Wasser auffüllen. Ist die erste Lösung dagegen zu mild, können 1 oder 2 Tropfen des Extrakts dazugegeben werden (gründlich schütteln).

Vorsicht:
Bei Kindern unter zwölf Jahren nur unter ärztlicher Aufsicht anwenden.

PARASITENINFEKTION

Ein Parasit ist ein Lebewesen, das sich von einem anderen, dem sogenannten Wirtsorganismus, ernährt. Obwohl Bakterien, Viren und Pilze genaugenommen auch dazugehören, wird ein Parasit (medizinisch) als ein Tier definiert, das Krankheit oder Störungen hervorruft. Parasiten können recht groß sein; Bandwürmer im Darm sind manchmal mehr als sechs Meter lang. Obwohl Parasiten meist im Verdauungstrakt zu finden sind, befallen sie auch Organe wie die Lunge, Leber und das Gehirn.

Zweifellos werden die meisten parasitären Erkrankungen von mikroskopisch kleinen, einzelligen Tierchen verursacht: Entamoeba histolytica, Giardia lamblia, Trichomonas, Blastocystis hominis und Cryptosporidium gehören zu den Tausenden von Erregern und stellen eine der größten Herausforderungen für Ärzte aller Richtungen dar. Eingangspforte ist meist der Mund, von wo aus die Parasiten in den Darm gelangen und dort ihre Kolonien errichten. Der untere Teil des Verdauungstrakts scheint für diese Tiere am attraktivsten, deren Invasion wäßrigen Stuhl, Bauchschmerzen, Gasbildung, Aufgedunsenheit, Müdigkeit und Gewichtsverlust verursacht.

Die zahlreichen, im Darm vorhandenen Immunkomplexe, Enzyme, weißen Blutkörperchen etc. machen den Parasiten das Leben schwer. Aus diesem Grund bohren sie sich zum Teil durch die Darmwand (Lumen) und dringen tiefer in den Organismus ein, so daß sie schwerer zu behandeln sind. Daher muß eine Behandlung so früh wie möglich einsetzen, und die Vorbeugung ist am effektivsten. Sowohl bei der Vorbeugung als auch bei der Behandlung spielt GKE eine wichtige Rolle.

Vorbeugung:
GKE ist für unterwegs unentbehrlich, ob Sie nun eine Reise in die entferntesten Gegenden der Welt machen oder zu Hause in einem Restaurant

von zweifelhafter Hygiene essen. Sollten Sie etwas Verdächtiges gegessen oder getrunken haben, nehmen Sie 20 bis 30 Tropfen Flüssigkonzentrat des GKEs (oder 3 Kapseln) in Saft ein. Sie können dies mindestens dreimal im Abstand von zwei Stunden wiederholen.

Wildbäche können, so rein sie auch erscheinen mögen, mit Giardia lamblia und anderen, von freilebenden Tieren stammenden Parasiten verseucht sein. Trinken Sie nicht davon; falls es aber wirklich sein muß, entseuchen Sie es mit 5 bis 10 Tropfen des Extrakts pro 250 ml Wasser, das Sie 10 Minuten stehenlassen, bevor Sie es trinken.

Vorsicht:
Trotz der hohen Wirksamkeit des GKEs bei vielen Parasitenarten sollten niemals die üblichen hygienischen Vorsichtsmaßnahmen vernachlässigt werden. Es ist von vornherein besser, den Kontakt mit Parasiten zu vermeiden, als sich darauf zu verlassen, daß GKE oder andere antiparasitäre Präparate alles wieder in Ordnung bringen werden.

Besteht Verdacht auf eine Parasiteninfektion, sollten Sie unverzüglich einen Arzt aufsuchen, um den Erreger feststellen zu lassen. Die empfohlene Menge GKE kann dabei die bei Bakterien- oder Pilzinfektionen verordnete Dosis um das Drei- bis Vierfache übersteigen. Antiparasitäre Kräuter können zusätzlich zur Wirkungssteigerung eingenommen werden.

Bei chronischer Erkrankung kann der Extrakt zur Linderung beitragen, wird aber das Leiden nicht unbedingt heilen. Dies hängt von der Art des jeweiligen Parasiten und seinem Standort in und außerhalb des Verdauungstrakts ab. Eine Selbstbehandlung bei Parasiteninfektionen ist nicht ausreichend, Sie sollten unbedingt den Rat eines Arztes einholen.

PARODONTITIS (siehe ZAHNFLEISCHENTZÜNDUNG)

RASIERFLECHTE

Diese Mikroinfektionen werden meist durch einen unter der Haut wachsenden Pilz verursacht, der durch kleine Schnitte und Kratzer eindringen kann. Das Problem entsteht vor allem durch die Wiederverwendung nicht gründlich gereinigter Rasiergeräte. Auch Impetigo (Pustelflechte) kann auftreten.

Behandlung

Besprühen Sie die betroffenen Stellen reichlich mit einer Lösung aus GKE (siehe SCHNITTE/WUNDEN) und halten Sie dabei die Augen geschlossen, falls es sich um das Gesicht handelt. Bei Wiederbenutzen der Klinge diese nach Gebrauch gründlich mit der Lösung reinigen.

SCHNITTE/WUNDEN

GKE ist aufgrund seiner Eigenschaften ein ideales Antiseptikum. Produkte mit Isopropylalkohol oder Jod sind ebenfalls keimtötend, doch ihre Giftigkeit kann das Wachstum des zur Heilung nötigen Granulationsgewebes verzögern. Ganz im Gegensatz dazu ist die Heilungszeit bei Einsatz von GKE als Adstringens und zitrushaltiges Mittel erstaunlich kurz.

Halten Sie eine Extraktlösung für Notfälle bereit: Mischen Sie 15 ml GKE mit 250 ml destilliertem Wasser und füllen Sie diese Lösung in eine saubere Sprayflasche.

Anmerkung:

Zusätzliche Pflanzenauszüge von Echinacea, kanadischem Gelbwurz, Ringelblume oder Wegerich verbessern die Extraktlösung erfahrungsgemäß.

Behandlung

Sprühen Sie, abgesehen von der üblichen Erste-Hilfe-Versorgung, die obige Extraktlösung in Minutenabstand auf die betroffene Stelle. Ist die Wunde sehr tief oder breit, bedarf es einer stärker verdünnten

Lösung (z.B. knapp 1/4 Teelöffel GKE auf 350 ml Wasser). Wenn sich keine Reizungen zeigen, kann allmählich mehr GKE zur Lösung dazugegeben werden.

Vorsicht:
Suchen Sie in schweren Fällen (Wunden, Verbrennungen) einen Arzt auf.

SCHUPPEN
Dermatologen zufolge sind Schuppen meist eine entzündliche Reaktion auf vermehrtes Pilzwachstum. Wenn Hautpilz die Ursache ist, können einige Tropfen GKE im gewöhnlichen Haarwaschmittel sehr hilfreich sein. Zu beachten ist jedoch, daß zuviel Waschen der Haare natürliches Hautfett, das dem Schutz vor Pilzen dient, entfernt. In schwierigen Fällen ist durchaus auch an eine innere Antipilzbehandlung zu denken (siehe 6. Kapitel).

Behandlung
Geben Sie 10 Tropfen GKE bei jeder Haarwäsche in das Haarshampoo. Vor Auftrag auf die Kopfhaut gut vermischen. Drei bis fünf Minuten einwirken lassen. Bei Augenkontakt gründlich mit Wasser ausspülen.

SOOR
Durch den Hefepilz Candida albicans (Soorpilz) hervorgerufene Candidamykose in Form weißer Flecken auf Mundschleimhaut, Lippen, Zunge und Hals. Befällt meist Kleinkinder, aber auch ältere Kinder infolge Antibiotikabehandlung und Diabetes. Soor selbst ist keine unmittelbare Bedrohung, zeigt aber, daß das Immunsystem geschwächt ist; folglich sind Krebs- und Aids-Patienten für Soor besonders anfällig. Die korrekte Behandlung richtet sich nach den tieferliegenden Ursachen des Pilzbefalls.

Behandlung
GKE kann, wie bei anderen Pilzerkrankungen, innerlich und äußerlich angewendet werden. Bei äußerer Behandlung folgen Sie dem Behand-

lungsschema von HALSENTZÜNDUNG. Gründlich gurgeln und jeden Winkel des Mundes spülen. Bei innerer Behandlung wenden Sie die Candidabehandlung an (siehe 6. Kapitel).

ÜBELKEIT

Wenn Übelkeit durch eine Grippe oder verseuchtes Wasser hervorgerufen wird, empfiehlt es sich oft, den Magen durch Erbrechen zu entleeren, damit der untere Verdauungstrakt nicht in Mitleidenschaft gezogen wird. GKE kann für eine beschleunigte Gesundung sehr wichtig sein.

Behandlung

Geben Sie 50 Tropfen Extrakt auf 1 l verdünnten Saft und trinken Sie diesen schlückchenweise über mehrere Stunden verteilt.

WARZEN

Wissenschaftler meinen, die meisten Warzen seien durch Viren hervorgerufen. Unter Verwendung ihrer eigenen genetischen Informationen benützen Viren die Körperzellen des sogenannten Wirtsorganismus, um ein Zellwachstum zu aktivieren. Sie scheinen jedoch unter einer gesunden Zelle etwas anderes zu verstehen als der menschliche Organismus. Die Warze gleicht eher einem Fremdkörper, den man gerne beseitigen möchte.

Da GKE sauer und antiviral ist, überrascht es nicht, daß damit behandelte Warzen erfolgreich eliminiert werden konnten. Nach innen wachsende Warzen, wie die Plantarwarzen an den Fußsohlen, sind tief verwurzelt und im allgemeinen resistent gegen eine äußere Behandlung mit GKE, obwohl auch hier bereits Erfolge erzielt wurden. Gestielte Warzen erheben sich über der Hautoberfläche und reagieren meist empfindlich auf den Extrakt.

Behandlung

Besorgen Sie sich eine genaue dermatologische Diagnose, bevor Sie eine Warze selbst behandeln. Manche Hauterhebungen mögen für

Laien wie Warzen aussehen, können jedoch krankhafte Veränderungen (präkanzerös, kanzerös) darstellen. Diese sollten nur vom Facharzt behandelt werden. Wenden Sie GKE nicht bei Warzen im oder um das Auge oder an den Genitalien an; schwere Reizungen können die Folge sein.

Warzen gehören zu den wenigen Beschwerden, die mit unverdünntem GKE behandelt werden können. Tragen Sie zwei- bis dreimal täglich den Extrakt vorsichtig mit einem Wattetupfer auf, wobei Basis und Stiel der Warze benetzt werden müssen. Mit Hansaplast abdecken, damit keine Extraktspuren in die Augen gelangen. Für eine erfolgreiche Behandlung sind mehrere Wochen nötig.

WINDELAUSSCHLAG

Dieses häufige Problem wird meist durch allergische Reaktionen auf das Windelmaterial oder Stuhl und Urin hervorgerufen. Wurde ein Baby längere Zeit nicht gewickelt, wird mit Sicherheit vermehrtes Pilzwachstum zu einer Windeldermatitis führen. Wenn Mikroorganismen die Ursache sind, erweist sich GKE in Pulverform als wirksam.

Behandlung

Ein Teil pulverisierten GKE, ein Teil Ulmenpuder (Naturkostläden) und fünfzehn Teile feingemahlenes Reis-, Getreidemehl oder Tapioka mischen. Die betroffene Stelle zweimal täglich mit dieser Kombination behandeln. Bei Verschlimmerung die Behandlung abbrechen. Probieren Sie alternativ Fußpuder mit GKE.

Anmerkung:

Kein Talkpuder verwenden, da es Reizungen verursacht und bei Einatmung für Kinder lebensgefährlich sein kann.

Bei hartnäckigen Fällen ist meist eine innere Behandlung notwendig, sollte jedoch nur unter Anleitung Fachkundiger erfolgen. Ein probiotisches, Bifidobacterium bifidum und Lactobacillus acidophilus

enthaltendes Präparat in die Babynahrung gemischt, kann die Darmflora wieder aufbauen. Auch in angemessenen Dosen verabreichter
pulverisierter GKE kann sehr hilfreich sein.

ZAHNFLEISCHENTZÜNDUNG

Oberflächliche Entzündung des Zahnfleischsaumes wird oft durch
Bakterien verursacht, doch können auch Viren und Pilze beteiligt sein.
Die Bildung von Zahnbelag weist auf die Anwesenheit gewisser Bakterien
hin, die Mineralien binden und sich ablagern. Übermäßiger Belag führt
zur Rückbildung des Zahnfleischs und zu Zahnausfall. Zahnfleisch-
entzündungen können auch durch mangelhafte Ernährung entstehen
(besonders bei Vitamin-A- und Vitamin-C-Mangel).

GKE eignet sich auch zur Behandlung kleiner Geschwüre an Zahnfleisch und Lippeninnenseiten. Einige Anwender haben nach Auftrag
einer aus 5 Tropfen GKE und 50 Tropfen pflanzlichem Glyzerin
zusammengesetzten Lösung von sofortiger Erleichterung berichtet. Die
besonderen Reinigungseigenschaften des Extrakts leisten bei der
Mundpflege als Zusatz von Zahnpasta, Mundwasser, Zahnfleischreini-
ger gute Dienste.

Behandlung

Allgemeine Zahnfleischpflege: Vermischen Sie 5 bis 10 Tropfen GKE
mit 200 bis 250 ml Wasser. Im Mund hin- und herbewegen, dann
gründlich ausspülen. Zur Milderung des bitteren Geschmacks den
Inhalt von 1 Kapsel in 200 bis 250 ml Wasser gut vermischen.

Vorsicht:

Unverdünnten GKE nicht direkt auf das Zahnfleisch bzw. die Zähne
bringen, da er den Zahnschmelz angreifen kann.

Einige Tropfen des Extrakts zusätzlich in den Wasserbehälter der
Munddusche gegeben, reinigt nicht nur das Zahnfleisch, sondern
gleichzeitig den Behälter.

8. Kapitel

Behandlung von Tieren mit Grapefruitkernextrakt

Die American Holistic Veterinary Medical Association zählt bereits über 500 Mitglieder, da eine zunehmende Anzahl von Tiermedizinern ganzheitliche Heilmethoden in ihrer Praxis anwenden. Viele von ihnen berichten beim Einsatz von GKE an Tieren über ähnlich gute Erfolge, wie sie bei Menschen zu verzeichnen sind. Dr. med. vet. Stephen Reeve Blake Jr., San Diego, Kalifornien, bemerkt dazu:

> „Ich habe mit GKE gute Erfolge bei der Behandlung von Giardia lamblia, Ohrenentzündungen und oberflächlicher Pyodermie (Pustelausschlag). Sogar Fleisch habe ich mit dem Extrakt gereinigt, so daß ich meine Patienten unbedenklich mit rohem Fleisch füttern kann. ... Ich habe Ohrräude, Zahnfleisch- und Mandelentzündungen der Tiere mit GKE behandelt und ihn auch für Vaginalspülungen bei trächtigen Pferden (Entzündungsprophylaxe) und zur Verhinderung von Stoppellähme verwendet."

Die Tierärztin Dr. Dava Kalsa aus Philadelphia verwendet in ihrer ganzheitlichen Praxis ausgiebig GKE. Da durch Pilze verursachte Ohrenentzündungen bei Katzen äußerst therapieresistent sein können, war Dr. Kalsa besonders an den fungiziden Eigenschaften des Extrakts interessiert. Dazu führt sie aus:

> „GKE hat sich als extrem zuverlässig und wirksam erwiesen und wird natürlichen und ungiftigen Kriterien gerecht."

Pat McKay, Autorin von *It's Reigning Cats and Dogs* , hat sich der Erforschung von Kräutern und Homöopathika für Tiere verschrieben. Aufgrund des positiven Leserechos untersucht Frau McKay auch die Heilwirkung von GKE auf Tiere. Über das Füttern von Katzen und Hunden schreibt sie:

„Alles Geflügel muß zur Vermeidung einer Salmonelleninfektion, einer Bakteriengattung, die Nahrungsmittelvergiftungen verursacht, mit GKE behandelt werden. Der Extrakt kann auch als natürliches Konservierungsmittel verwendet werden."

1984 veröffentlichte das National Veterinary Science Laboratory in Ames, Iowa, hochinteressante Ergebnisse über Geflügel. Den Forschungen zufolge

„hat sich GKE bei einer Verdünnung von 1:512 als Desinfektionsmittel beim Avian Influenza Eradication Program (Programm zur Ausrottung der Grippe bei Federvieh) erwiesen."

Weitere Belege der Wirksamkeit von GKE bei der Behandlung von Tieren auf dem Bauernhof kommen aus dem USDA Plum Island Animal Desease Center (Tierklinik auf Plum Island). Das Landwirtschaftsministerium zog Bilanz, daß die Maul- und Klauenseuche sowie afrikanische Schweinepest verursachenden Viren durch eine Verdünnung des GKEs im Verhältnis 1:100 inaktiviert wurden. Das Virus der vesikulären Schweinekrankheit war hartnäckiger und benötigte eine Verdünnung von 1:10.

Da GKE an Katzen, Hunden und Tieren erfolgreich angewendet wird, wollen nun auch Liebhaber von Reptilien und Amphibien wissen, ob und wie der Extrakt bei diesen Tierarten anspricht. Seit langem ist bekannt, daß Hausschildkröten Salmonellenträgerinnen sind, einer nicht nur Tiere, sondern auch Menschen bedrohenden Bakteriengattung. Da sich GKE im Laborversuch wirksam gegen Salmonellen erweist, kommt er zur Behandlung unserer Reptilien durchaus in Frage.

In diesem Zusammenhang besonders engagiert ist Linda Rose Cherney aus Los Angeles, die sich für die gefährdete Spezies der kalifornischen Wüstenschildkröten einsetzt. Frau Cherney erzählte mir, daß die Menschen diese wundervollen, alten Tiere mitnehmen, um sie als Haustiere zu halten. Ihre Suche nach Behandlungsmöglichkeiten für kranke und verletzte Schildkröten hat ein weiteres Anwendungsgebiet von GKE erschlossen. Frau Cherney sagt dazu:

„Es scheint, daß GKE unterschiedlichen Arten verletzter und kranker Schildkröten helfen kann. Einige Leute haben von erstaunlichen Genesungen berichtet, wenn natürliche Heilmittel, besonders GKE, korrekt angewendet worden sind. Besonders gute Ergebnisse liegen über die Heilung von Wunden und Schnitten vor. Das Syndrom der laufenden Nase, eine häufige und potentiell tödlich verlaufende Krankheit, ist gut durch eine Kombination von GKE und Heilkräutern zu beeinflussen."

Julie, meine zehnjährige Cockerspaniel-Basset-Hündin, hat schon oft vom heilenden Extrakt der Grapefruit profitiert. Wie die meisten Hunde mit Hängeohren ist auch sie anfällig für Ohrentzündungen. Die wöchentliche Reinigung ihrer Ohren mit einer sehr dünnen GKE-Lösung (höchstens 2 bis 3 Tropfen auf 30 ml Wasser oder pflanzliches Glyzerin) verhindert solche Ohrentzündungen und den damit verbundenen Geruch.

Wenn wir beide unseren täglichen Rundgang machen, wird Julie oft naß und „riecht dann nach Hund". Dieser Geruch stammt aber eher von den auf der Haut und im Fell lebenden Bakterien und Pilzen als vom Hund selbst. Ich sprühe sie mit einer dreiprozentigen GKE-Lösung ein, wobei ich ihre Augen schütze. Innerhalb weniger Minuten ist sie wieder präsentabel und kann meinen Patienten ihre Aufwartung machen. Aber manchmal schrecken diese vor dem fauligen Maulgeruch aufgrund einer Verdauungsstörung zurück. Dann ist es Zeit, 2 oder 3 Kapseln des Extrakts unter ihr Futter zu mischen. Nach einigen Tagen ist sie dann fast küssenswert!

Manchmal nagt Julie unterwegs an einem alten Tierkadaver. Erbrechen und Durchfall sind die Folge, die ich mit 3 Kapseln GKE direkt in den Schlund und viel Wasser (kein Fressen) kuriere. Je nach Schwere der Symptome wiederhole ich die Dosis nach zwei bis drei Stunden. Sie reagiert erstaunlich gut auf diese Behandlung, und da ich mich nicht darauf verlassen kann, daß sie aus ihren Fehlern lernt, halte ich immer Kapseln bereit.

Mein Papagei Darby hält sich im Sommer viel im Freien auf und spielt dann mit drei Ringeltauben, aber auch mit Spatzen, Chipmunks und Eichhörnchen. Er genießt diese Freiheit, ist jedoch durch solche Kontakte sehr gefährdet. Deshalb gebe ich täglich 1 bis 2 Tropfen GKE in sein Trinkwasser.

Eines Tages jagte mir Darbys stark blutende Wunde am rechten Schenkel einen gewaltigen Schreck ein. Möglicherweise hatte er sich an einer Drahtspitze verletzt. Als ich einen winzigen Druckverband in Erwägung zog, fiel mir plötzlich einer meiner Patienten ein, der mit einer Mischung aus Grapefruit- und Ringelblumenextrakt (Calendula) die Blutung einer tiefen Wunde stillen konnte. Ich gab also von beidem einige Tropfen in 50 ml Wasser und spülte Darbys Beinchen damit. Die Blutung stoppte fast sofort, und die Behandlung schien ihm gutzutun. Ich brachte ihn zu seiner Sitzstange, und als ich einige Minuten später zurückkehrte, war keine Blutspur mehr zu sehen. Am nächsten Tag war sein Schenkel völlig geheilt, und wir waren beide sehr beeindruckt.

Florence, eine Ernährungswissenschaftlerin, die in meiner Praxis gearbeitet hatte, ließ meine Achtung vor GKE noch steigen. Big Guy, ihr Kater, litt unter Dauerhusten und leichtem Fieber. Nach einigen Antibiotikabehandlungen, die keine Besserung brachten, hatte Big Guy eine tödliche Form von Katzenleukämie. Er fraß nicht mehr und trank wenig. Es schien, als habe er nur noch wenige Wochen zu leben. GKE war Florences letzte Hoffnung. Sie gab dem Kater täglich 2 Kapseln. Zur Überraschung aller kehrte innerhalb einer Woche sein Appetit zurück. Er nahm zu, Husten und Fieber gingen zurück, und er wurde wieder anhänglich. GKE konnte die zugrundeliegende Krankheit zwar nicht heilen, ermöglichte ihm aber, die letzten Monate seines Lebens relativ angenehm zu verbringen.

Auch wenn vor einer Selbstbehandlung unbedingt tierärztlicher Rat einzuholen ist, kann den Tieren mit GKE wunderbar ganzheitlich geholfen werden.

9. Kapitel

Die Anwendung von Grapefruitkernextrakt in Handel, Landwirtschaft und Industrie

Das Wirkungsspektrum von GKE geht weit über die persönliche Gesundheitsfürsorge hinaus. Heute erschließt sich eine Fülle von Nutzungsmöglichkeiten in Handel, Landwirtschaft und Industrie. Ein kurzer Blick auf einige Anwendungen zeigt die Kreativität von Wissenschaftlern, Landwirten und Geschäftsleuten, denen an der Qualität ihrer Produkte und dem Wohlergehen von Mensch und Natur gelegen ist.

Nutzung im Handel

Ab 1970 entwickelte sich eine stetig steigende Nachfrage an natürlichen Produkten, vor allem bei Seifen, Lotionen und Kosmetika. Die Verwendung von Pflanzenextrakten in diesen Produkten erforderte eine zunehmende Kontrolle des Bakterien- und Pilzwachstums. Es stand außer Zweifel, daß ein künstliches Konservierungsmittel die Reinheit eines unschädlichen, natürlichen Produkts zerstören würde. Als Forscher des Kosmetikherstellers Estée Lauder herausfanden, daß nur wenige Tropfen GKE genügten, um in etlichen Millilitern Hautcreme das Wachstum schädlicher Mikroorganismen zu verhindern, waren sie am Ziel ihrer Bemühungen. Nachahmer fanden sich sehr schnell.

ProGest, eine bekannte progesteronhaltige Creme (aus der wilden Yamswurzel) enthält als Konservierungsmittel GKE. Wo der kosmetischen Forschung der Extrakt bekannt ist, werden seine bakteriziden Eigenschaften geschätzt. Dr. Steven Hernandez, Chemiker bei der Topiderm Inc., New York, und angesehener Spezialist für Hautpflegeprodukte, stellt fest, daß

„GKE, zwar etwas teurer, aber mindestens so gut, wenn nicht sogar besser ist als jedes andere künstliche Konservierungsmittel auf dem Markt“.

Der Extrakt wird unter anderem eingesetzt als:
* Imprägniermittel (Flüssigkonzentrat) für Luftfilter zur Eindämmung durch die Luft verbreiteter Schimmelpilze.
* Spray zur Reinigung von Schneidbrettchen.
* Desinfektionsmittel, um hohe Dosen von Chlor oder Brom bei warmen Wannenbädern und Swimmingpools zu vermeiden.

Landwirtschaftliche Nutzung

Etwa gleichzeitig mit der Entdeckung des Extrakts durch die Kosmetikindustrie erfuhren auch die Bauern und Gemüse- und Früchtespediteure von seiner Wirkkraft. Tropisches Klima ist sehr pilz- und bakterienfreundlich, was manche Ernten bedroht. Auch wenn chemische Sprays oder Bestrahlung das Mikrobenwachstum hemmen, ist die Schädlichkeit dieser Methoden zu einem öffentlichen Thema geworden. In einer Testfolge bewies GKE die deutliche Hemmung des Keimwachstums an Früchten und Gemüsen und die Verlängerung ihrer Lagerfähigkeit. Viele Verbraucher berichten, daß ein verdünntes Extraktspray (etwa 20 Tropfen auf 500 ml Wasser) die Produkte, besonders Beerenarten, haltbarer macht.

1989 begannen europäische und amerikanische Bauern, flüssigen und pulverisierten GKE in das Futter und Wasser von Geflügel und Fisch zu mischen, um die Dezimierung ihrer von Infektionskrankheiten bedrohten Bestände zu verhindern. Die Ergebnisse waren so gut, daß dieses Verfahren heute bei vielen umweltbewußten Bauern zum Alltag gehört.

Sie berichten zudem über einen weiteren Vorteil des Extrakts: Es ist bekannt, daß die modernen Landwirtschaftstechniken zur Verbreitung von Escherichia coli und Salmonella in Geflügel und Fisch beigetragen haben. Jährlich erleiden Tausende von Menschen aufgrund dieser Bakterien Nahrungsmittelvergiftungen. Jetzt berichten Bauern von einem bemerkenswerten Rückgang der Bakterien durch die Anwendung von GKE. Es liegt auf der Hand, daß dieses antimikrobielle Mittel eine ökologisch vertretbare Lösung angesichts der durch moderne Techniken verursachten Gesundheitsprobleme darstellt.

Industrielle Nutzung

GKE findet in der Industrie als Desinfektionsmittel vielseitige Anwendung, besonders in der Klinikhygiene. So stellt Jerry Skidmore, Wäscheleiterin diverser Kliniken in Florida, fest:

„Ich habe 30 Jahre Erfahrung in der Wäscheindustrie, aber erst seit der Einführung von GKE bin ich beruhigt und überzeugt, daß die Patienten in unseren Kliniken gegen Pilz- und Bakterieninfektionen durch die Bettwäsche rundum geschützt sind. Zudem verleiht der Extrakt der Wäsche einen frischen und sauberen Geruch."

John R. Carson, Mikrobiologe bei Armadillo Environmental Services, fand heraus, daß GKE „effektiv zum Desinfizieren von häuslichem Abwasser ... bei einer Anwendungsrate von 1,5 kg flüssigem GKE pro 4,5 Millionen Liter Abwasser" verwendet werden könne. Forschungen der Brigham Young University bestätigen dies. Untersuchungen an zehn ausgewählten Pilz- und Bakterienarten ergaben, daß bei den meisten der getesteten Mikroorganismen „500 Teile pro Million (etwa 1 Tropfen Extrakt auf 120 ml Wasser) Grapefruitkernextrakt innerhalb von 10 Minuten wirkte".

Zwei der umfassendsten Studien über die desinfizierende Wirkung von GKE vergleichen diesen mit einigen der bekanntesten kommerziellen Desinfektionsmittel. Im November 1994 schloß das Southern Research

Institute eine Studie ab, in der GKE mit einem führenden Desinfektionsmittel bei folgenden pathogenen Erregern verglichen wurde:

Staphylococcus aureus
Streptococcus pyogenes
Streptococcus faecalis
Streptococcus pneumoniae
Klebsiella pneumoniae
Proteus vulgaris
Pseudomonas aeruginosa
Salmonella cholerae-suis
Escherichia coli
Candida albicans
Trichophyton mentagrophytes
Herpes-simplex-Virus Typ 1
Influenzavirus Typ A2

Nach intensiver Forschung kam das Southern Research Institute zum Schluß, daß GKE alle obengenannten Mikroorganismen doppelt so stark angreift wie das Desinfektionsmittel.

Ähnliche Resultate haben sich auch beim Vergleich von GKE mit Isopropylalkohol, dem in Kliniken vermutlich am meisten verwendeten Desinfektionsmittel, ergeben. Besonders beeindruckende Ergebnisse zeitigten die Vergleichsstudien von GKE und Chlorbleiche sowie kolloidalem Silber. Die Bio Research Laboratories in Redmond, Washington, testeten die Wirkung von GKE, einer Chlorbleiche und kolloidalem Silber auf Candida albicans, Staphylococcus aureus, Salmonella typhi, Streptococcus faecalis und Escherichia coli. Auch hier erwies sich der Extrakt als wirksamer.

„Während bei flüssigem GKE bereits mittlere Dosen zu einer Wachstumshemmung aller getesteten Mikroorganismen führte, bedurfte es hoher Dosen Chlorbleiche, um ähnliche Erfolge zu realisieren. So kann angenommen werden, daß GKE auf die im Test befindlichen Organismen zehn- bis einhundertmal intensiver wirkt als Chlor. Im Durchschnitt zeigte der Extrakt die zehnfache Wirkung kolloidalen Silbers."

Diese Testergebnisse sind um so ermutigender, als Chlor sehr umweltgefährdend ist, da es in Kombination mit anderen Chemikalien hochgiftige Verbindungen eingeht.

Die Verwendung von GKE wird außerhalb des klinischen Bereichs sicher zunehmen, wenn die Öffentlichkeit von den bemerkenswerten antimikrobiellen Eigenschaften Kenntnis erhält.

10. Kapitel

Verwendung von Grapefruitkernextrakt in Haushalt und anderen Bereichen

Aufgrund seiner Breitbandwirkung gegen Bakterien, Viren, Pilze und Parasiten eignet sich der GKE auch als vielseitiges Reinigungsmittel in und außerhalb des Hauses.

Anmerkung:
Alle Mischungsverhältnisse basieren auf der standardisierten Mischung von 50 % GKE und 50 % pflanzlichem Glyzerin (siehe Tabelle 1, 2. Kapitel).

CAMPING

Eine Flasche Flüssigkonzentrat gehört unbedingt zur Erste-Hilfe-Ausrüstung. Es dient der Konservierung von Nahrungsmitteln, als Erste-Hilfe-Spray bei Schnitten und Wunden, als Deodorantspray, biologisch abbaubares Spülmittel und der Wasserentseuchung.

KLIMAANLAGEN / LUFTREINIGER

Keime nisten nicht nur in den Verbindungsrohren von Klimaanlagen (Ursache der tödlich verlaufenden Legionärskrankheit), sondern auch in Filteranlagen. Das regelmäßige Reinigen solcher Anlagen mit GKE verringert die Gefahr der Übertragung von Schimmelpilzen, Bakterien und Mehltau.

Empfehlung:
Vermischen Sie in einer Sprühflasche 1 TL GKE mit 1/2 l Wasser. Die Filter einmal wöchentlich besprühen und vor Gebrauch trocknen lassen.

KONSERVIEREN VON NAHRUNGSMITTELN

Auch wenn die Medien immer wieder von Nahrungsmittelvergiftungen berichten, die bei einem Restaurantbesuch eingetreten sind, passieren solche Fälle meist im Haus durch verseuchtes Rindfleisch, Huhn, Fisch, Meeresfrüchte, Gemüse und Früchte. Aids-Kranke und sonstige Patienten mit geschwächtem Immunsystem müssen hier also besonders vorsichtig sein.

Empfehlung:
Mischen Sie 1 EL GKE mit 1 l Wasser. Befeuchten Sie die Nahrungsmittel gründlich, oder weichen Sie sie etwa 15 Minuten ein, und spülen Sie dann alles gründlich ab, um den bitteren Geschmack zu beseitigen.

Anmerkung:
Mit dieser Lösung können die Nahrungsmittel besprüht und damit haltbarer gemacht werden. Vor allem bei Beerenfrüchten werden hervorragende Ergebnisse gemeldet. Vor dem Essen abspülen.

LUFTBEFEUCHTER

In den Wintermonaten, in denen geheizt werden muß, können Mund, Lunge, Nasenhöhlen und Haut vor allzu großer Trockenheit durch die Befeuchtung der Luft bewahrt werden. Leider sind die meisten Kaltluftbefeuchter ideale Brutstätten für potentiell gefährliche Schimmelpilze und Bakterien, die durch den feinen Sprühnebel im ganzen Haus verteilt werden.

Empfehlung:
Täglich den Wasserbehälter des Luftbefeuchters ausleeren, mit 1/2 l Wasser und 20 Tropfen GKE füllen und verschließen. Kräftig schütteln, bis leichter Schaum entsteht. 5 Minuten stehenlassen, dann gründlich ausspülen und mit frischem Wasser auffüllen.

SCHIMMELPILZE / STOCKFLECKEN

An allen feuchten Stellen im Haus (in erster Linie Badezimmer und Kellergeschoß) wachsen Schimmelpilze, aber auch alte Bücher und antike Möbel sind nicht davor gefeit. Diese Mikroben sind nicht nur unansehnlich und übelriechend, sondern können obendrein schädliche Gase wie Formaldehyd, ein bekanntes Karzinogen, bilden. Allergien auf Schimmelpilze bedrohen alljährlich die Gesundheit von Millionen von Menschen.

Empfehlung:
Geben Sie 30 ml GKE in 1 l Wasser und sprühen oder tragen Sie diese Mischung mit dem Schwamm auf die schimmeligen und von Schimmel bedrohten Oberflächen auf. Den Vorgang öfter wiederholen, da Schimmelpilze äußerst zäh sind.

Anmerkung:
Wenn es sich um eine empfindliche Oberfläche handelt, testen Sie die Reaktion erst an einer unauffälligen Stelle. 10 Minuten einwirken lassen, abwischen und feststellen, ob diese angegriffen wurde.

SCHNEIDBRETT

Im Haushalt ist die Gefahr der mikrobiellen Nahrungsmittelverseuchung bei Schneidbrettern am größten. Plastikbretter haben zwar keine Poren, enthalten aber im Gegensatz zu Holzbrettern keine natürlichen, antimikrobiell wirkenden Harze.
Wird roher Fisch oder rohes Geflügel auf einem Schneidbrett geschnitten, gelangen Mikroben (d. h. Salmonellen) auf die Oberfläche. Wenn dann anschließend Gemüse oder Früchte darauf zerkleinert werden, können schwere Infektionen die Folge sein.

Empfehlung:
Mischen Sie in einer Sprayflasche 1 TL GKE mit 1/2 l Wasser. Die
Schnittfläche des Bretts besprühen, 15 Minuten einwirken lassen und
dann unter fließendem Wasser abwaschen.

SCHUHE / TURNSCHUHE

Pilze und Bakterien fühlen sich in Schuhen besonders wohl. Die unter
SCHIMMELPILZE empfohlene Extraktmischung sollte nach jedem Tra-
gen in die Schuhe gesprüht werden. Oder verteilen Sie den Inhalt einer
GKE-Kapsel gleichmäßig im Schuh, was ihn gleichzeitig trocken hält.

WANNEN- UND SCHWIMMBÄDER

Heute wird von vielen Leuten anstelle chlor- und bromhaltiger Mittel
GKE zur Desinfektion des Wassers verwendet. Da jedoch viele andere
Faktoren wie Temperatur, Chlorgehalt, Wasserherkunft und Häufigkeit
der Benutzung eine große Rolle spielen, ist noch nicht genau bekannt,
wieviel Extrakt benötigt wird, um Keimfreiheit zu garantieren.

Dennoch gilt allgemein das Verhältnis von 1 Teil GKE auf 5000 Teile
Wasser zur Kontrolle der üblichen Ansammlung pathogener Erreger
als ausreichend. Demnach benötigt eine Wanne mit 400 l Fassungsver-
mögen 80 ml Extrakt. Diese Mischung wird die Augen nicht reizen. Da
jedoch, wie gesagt, noch andere Faktoren eine Rolle spielen, empfiehlt
es sich, erfahrene Anwender zu befragen.

WÄSCHE

Schmutzige Kleidung, Bett- und Handtücher zeigen unter dem Mikro-
skop eine ganze Welt von Mikroben. Ein kalter Waschvorgang ist
keine Garantie dafür, daß wir diese ungebetenen Gäste wieder los
geworden sind. Chlorbleiche ist hilfreich, kann jedoch nur bei farbechten
Stoffen angewendet werden. Zudem ist sie umweltbelastend.

Empfehlung:
Geben Sie in jeden Waschvorgang 1/2 TL GKE. Die Wäsche wird sauberer
sein und angenehmer duften.

WASSERREINIGUNG

Die Verseuchung von Wasserquellen durch potentiell gefährliche Mikroben ist ein weltweites Problem. Viele Keime sind gegen Chlor resistent, und private Brunnen werden durch zunehmende Urbanisierung in alarmierender Weise verseucht. GKE als Wasserreinigungsmittel ist noch in Erforschung. Deshalb sollte der Extrakt nur als zusätzliche und nicht als alleinige Vorsichtsmaßnahme verwendet werden.

Nach Berichten von Reisenden kann jedoch ein Mischungsverhältnis von 2 Tropfen pro 30 ml des verdächtigen Wassers als relativ wirksamer Schutz gelten. Aromatisierung wird den bitteren Geschmack erträglich machen.

Vorsicht:
Gewisse Mikroben sind gegen den Extrakt resistent, deshalb kann GKE nicht in allen Fällen wirksam sein.

ZAHNBÜRSTEN

Mit der Zahnbürste entfernen Sie Bakterien und Pilze aus dem Mund – um sie dann beim nächsten Gebrauch der Bürste allesamt wieder einzuführen. Eine einfache Lösung: Reinigen Sie Ihre Zahnbürste in einer GKE-Lösung.

Empfehlung:
Zur Vermeidung der Wiedereinführung von Keimen weichen Sie die Zahnbürste 10 Minuten in einer Lösung von 60 ml Wasser mit 5 bis 10 Tropfen des Extrakts. Mit frischem Wasser nachspülen und trocknen lassen.

Ausklang

GKE wurde oft als „Skalpell gegen Keime" tituliert, ein Allroundmittel, für dessen flüssige und pulverisierte Form sich immer wieder innovative Möglichkeiten auftun. Der Extrakt bietet einzigartige Gelegenheiten, unschädliche und höchst wirksame Produkte zur Eindämmung von Erregern zu schaffen. Die Herausforderung ist enorm.

Die Entschlüsselung der genauen chemischen Struktur des GKEs ist von größter Bedeutung. Ebenso gilt es, all seine Wirkungsmöglichkeiten und seine Grenzen zu entdecken. Weitere Forschungen zur Unschädlichkeit des Extrakts stehen noch an, so daß er vorerst gering dosiert werden sollte. Über die Verträglichkeit während der Schwangerschaft liegen keine Ergebnisse vor. Deshalb gilt für werdende Mütter: Im Zweifelsfalle nein!

Weitere Anwendungsmöglichkeiten für GKE wird die Zukunft zeigen. Die Forschung wird uns auch zu anderen universellen Naturheilmitteln führen, die noch ihrer Entdeckung harren. Wenn nur fünf Prozent des Budgets im Gesundheitswesen zur Erforschung natürlicher Heilsubstanzen investiert werden könnten, gäbe es deutlich weniger Leid in der Welt. Ungeahnte Möglichkeiten könnten sich auftun, wäre die Medizin diesem Bereich gegenüber aufgeschlossen und die Medizinforschung wirklich wissenschaftlich ...

GKE ist nur eine von vielen Entdeckungen in der Naturheilkunde, die für die etablierte Medizin eine Herausforderung darstellt. Zum Glück gibt es heute kritische Ärzte, Heilpraktiker und Anwender, die auf wirksamen, aber unschädlichen Alternativen zu den synthetischen Medikamenten bestehen. Eine solche Alternative bildet GKE, der uns zugleich vor Augen führt, welche Kostbarkeiten die Natur für die Erhaltung oder Wiederherstellung unserer Gesundheit bereithält.

Über den Autor

Dr. Allan Sachs ist die anerkannte internationale Autorität in der Erforschung und Anwendung von Grapefruitkernextrakt. Er begann seine Studien 1968 als medizinischer Forscher in New Yorks Downstate Medical Center. Schon in dieser Zeit entwickelte sich sein Interesse an einem ganzheitlichen medizinischen Ansatz, der in der Entwicklung seiner eigenen Heilmittel, die weltweit von Ärzten und Praktizierenden angewandt werden, und seiner eigenen Praxis Ausdruck findet.

Dr. med. G. Fisch Chinesische Heilkunde

Ein Ernährungsbuch, das auf energetischer Grundlage basiert, d.h. von der Energie (Schwingung) der Nahrung und deren Wirkung im Körper ausgeht. Grundlage ist dabei die Lehre der Akupunktur und deren Energieverständnis. ISBN 978-3-922026-21-1, *120 S., kart., Abb.*

David V. Tansley
RADIONIK – Energetische Diagnose und Behandlung

Diese Kunst des Heilens entwickelte sich aus einem Bereich der medizinischen Forschung von Prof. Dr. A. Abrams, der aufzeigte, daß Leben – und somit auch Krankheit – schwingende Energie ist, die energetisch behandelt werden kann. Radionik kann in jeder Therapieform praktiziert werden. ISBN 978-3-922026-44-0, *100 S., kart., illustriert*

Reuben Amber Farbe ist Leben

Reuben Amber verbindet sein Wissen um die Theorie und Philosophie der Anwendung von Farbe in verschiedenen Kulturkreisen mit seiner Erfahrung als ganzheitlich denkender Behandelnder. Er gibt genaue Anweisungen zur Diagnose und Anwendung von Farbe im Umfeld des Menschen, zur Behandlung von Nahrung, Auswahl von Kleidern und Licht, Heilanwendung mit Farbe und zu ihren Auswirkungen auf die Energiefelder, Auras und Chakren. Besonders das Kapitel zur Behandlung spezieller Krankheiten mit den ihnen zugeordneten Farben gibt Ihnen in seiner Einsicht und Ausführlichkeit einen kreativen Ansatz zur praktischen Anwendung und Therapie.
ISBN 978-3-922026-79-2, *280 S., gebunden*

David V. Tansley Der feinstoffliche Mensch
Radionik in der energetischen Behandlung

Radionik ist eine Diagnose- und Therapiemethode, die vorrangig über die feinstofflichen Kraftfelder und Energiezentren zur Untersuchung und Behandlung von Krankheitsursachen führt. Tansley gibt ein einfaches und zugleich praktisch anwendbares Bild der feinstofflichen Anatomie des Menschen, des Informationsträgers unserer Existenz – und damit der Basis für Heilung und Gesundheit.
ISBN 978-3-922026-62-4, *112 S., kart., illustriert*

B. Baginski/S. Sharamon REIKI – Universale Lebensenergie

Das erste und immer noch Grundlagenbuch zum Reiki, eine Wiederentdeckung aus der jahrtausendealten Tradition des natürlichen Heilens, die sich zu einer echten Volksheilkunst entwickelt.
ISBN 978-3-922026-35-8, *140 S., kt., illustriert*

David V. Tansley Die Aura des Menschen

Dieses Buch leitet uns an zum Erwecken unserer latenten Fähigkeiten, die Aura zu sehen, zu fühlen und zu interpretieren; es zeigt, wie wir das noch weitgehend ungenutzte Potential der Aura für Medizin und Heilarbeit entfalten können.
ISBN 978-3-922026-60-0, *240 S., Abb., kart.*

Thomas Armstrong Ich bin Seele, Geist und Körper

Entwicklungskraft und Potential Ihres Kindes
Vorwort von Chris Griscom
Inhalt: Die verborgene Seite der Kindheit • Die Arten außernormaler Erfahrung in der Kindheit • Das Kind als Selbst: ein psychologischer Ansatz • Das Kind im Exil: ein mythologischer Ansatz • Das Kind als Seele: ein metaphysischer Ansatz • Das Kind als Heiler • Das Spektrum des Bewußtseins in der Kindheit • Kindern auf außernormalen Ebenen helfen • Engel oder Bengel? Das ganze Kind ansprechen • Transpersonale Literatur für Kinder • Literaturempfehlung zur Spiritualität des Kindes.
ISBN 978-3-922026-59-4, *256 S., kart.*

Peggy J. Jenkins Spiritualität für Kinder und Eltern

50 praktische Anleitungen zur Erfahrung
Kinder, die ein gesundes Gleichgewicht von Verstand und Seele entwickeln, werden Erwachsene mit einer höheren Selbstachtung und einer größeren Fähigkeit, sich den Herausforderungen des Lebens zu stellen. Sie entwickeln eine stärkere Harmonie mit sich und anderen. Viele Eltern möchten das spirituelle Bewußtsein ihrer Kinder entfalten, finden aber keine praktischen Anleitungen dazu. Spiritualität für Kinder bietet eine Vielzahl von einfachen Lektionen, und jede davon kann man in weniger als 10 Minuten mit den Kindern einüben.
ISBN 978-3-922026-86-0, *160 Seiten, kart.*

Benjamin Hoff **Tao Te Puh**

Das Buch vom Tao und von Puh, dem Bären

Was für ein Puh? Das Tao Te Puh ? in dem uns enthüllt wird, dass einer der grössten taoistischen Meister nicht etwa ein Chinese ist, auch kein altehrwürdiger Philosoph ? Puh: »Was ist denn ein Standardbuch?« Synthesis: »Nun ja, eines, das jeder unbedingt lesen will.« Puh: »Ah! Ist es über Honig?« Synthesis: »Nicht direkt, es ist über dich und mich und über die Einfachheit und Süsse des Lebens.« Puh: »Ja, das klingt gut! Das les' ich gern.« ISBN 978-3-922026-30-3, *120 S., kart.*

Cousto **Die kosmische Oktave**

Der Weg zum universellen Einklang

All-Ein-Sein heißt eins sein mit dem All. Die Schwingungen des Alls wahrzunehmen und sich auf diese Schwingungen ein-zustimmen heißt, sein Leben ? oder einfach sich selbst ? mit dem All in Einklang zu bringen. Ist die Person (von lat. per-sonare = zum Erklingen bringen, hindurchtönen) im Einklang mit dem Kosmos, so resoniert der Kosmos in ihr, der Kosmos findet seinen Widerhall in der Person. Wird man sich dessen bewußt, hat das Bewußtsein kosmische Dimensionen erreicht.

Die Kosmische Oktave erläutert alle Schritte, um aus astronomischen Beobachtungsdaten die Rhythmen und die Stimmtöne der Erde, des Mondes und der Planeten herzuleiten. Ebenso sind die Berechnungsmethoden zur Feststellung des Sonnentones oder auch der Klänge einer Horoskopvertonung dargelegt, wie auch Hinweise zum Bau kosmisch-harmonischer Tempel, die in Maß, Zahl und Proportion im Einklang mit dem Lauf des Universums sind.

Die »Kosmische Oktave« ist der Weg zum universellen Einklang. ISBN 978-3-922026-50-1, *240 S., 50 Grafiken, zahlreiche Tabellen, 32 S. wissenschaftlicher Anhang, 15 Farbtafeln*

Babette Rothschild **Der Körper erinnert sich**

Die Psychophysiologie des Traumas und der Traumabehandlung

Ein lang erwartetes allgemeines Fachbuch zu einem wichtigen Thema unserer Zeit: Wie wirken traumatische Erlebnisse auf uns? Und wie gehen wir damit um? In leicht verständlichen Beschreibungen von Theorien und leicht anwendbaren Techniken, eröffnet die Autorin dem interessierten Laien ein umfassenderes Verständnis seiner Lebenssituation und bietet dem Therapeuten den Raum, sein Wissen mit einer soliden theoretischen Grundlage anzuwenden und neue Interventionen zu entwickeln. ISBN 978-3-922026-27-3, 256 S., Paperback

Babette Rothschild
Acht Schlüssel zur sicheren Trauma-Heilung

In diesem Buch zeigt die anerkannte Autorin und Trauma-Expertin acht Schlüssel auf, die Sie allein oder zusammen mit jedem anderen Behandlungsprogramm nutzen können, um Ihr Trauma zu heilen.

Ihre Genesung selbst mit in die Hand zu nehmen wird Ihnen helfen, die Kontrolle über sich selbst, Ihre Symptome und Ihr Leben zurückzugewinnen. Auf dem Weg zu diesem Ziel soll jeder der acht Schlüssel:

- Ihren Informationsstand in Bezug auf Traumata erhöhen;
- zu Ihrer Selbsterkenntnis beitragen;
- Ihr Nervensystem beruhigen, damit Sie klarer denken und einfacher Entscheidungen treffen können.

ISBN 978-3-9365030-7-4, 192 S., Paperback

Jalieh Milan, Alessandra Shepard
Bewegung mit Energie und Bewusstsein

Bewegung mit Energie und Bewusstsein wendet sich an die ganze Person und lenkt die Aufmerksamkeit auf das energetische Erleben im Jetzt. Die Dynamik und Kraft des Jetzt kann uns aufwecken. Wenn wir erwachen, erweitert sich unser Bewusstsein und mit ihm unsere Fähigkeit, auf unser eigenes Leben und das Leben anderer positiv einzuwirken.

Diese Übungen unterstützen unsere Fähigkeit, den Energiefluss zu aktivieren und die Wahrnehmung unseres Seins zu erweitern, so daß wir unser Leben als Ausdruck unserer Essenz gestalten und den Willen des Herzens entsprechend ausrichten.

ISBN 978-3-936503067, 144 S., durchgehend Fotos

J emanden lieben, das heißt, diese Person zum Leben
führen, ihr Wachstum herausfordern.

– Die Essenz unseres Verlages.

SYNTHESIS
Info@Synthesis-Verlag.com · www.Synthesis-Verlag.com